供药学、药物制剂、制药工程、生物工程及相关专业使用

药剂学实验

贾永艳 主编

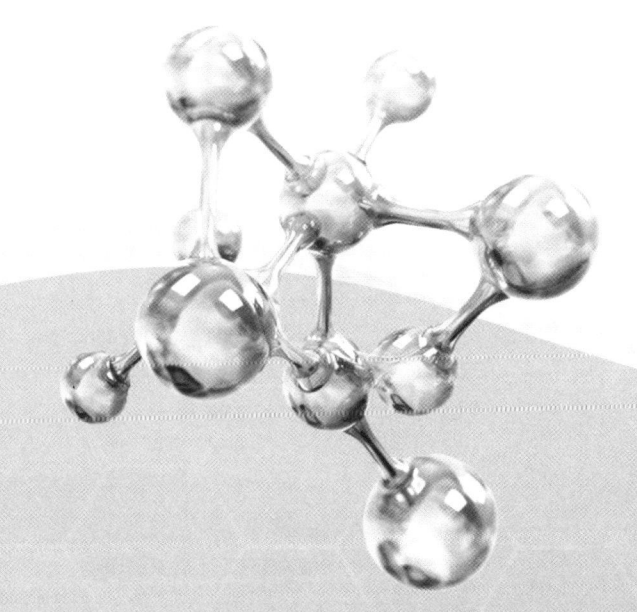

郑州大学出版社

图书在版编目(CIP)数据

药剂学实验 / 贾永艳主编. -- 郑州：郑州大学出版社，2023.12
ISBN 978-7-5773-0088-7

Ⅰ.①药… Ⅱ.①贾… Ⅲ.①药剂学－实验 Ⅳ.①R94-33

中国国家版本馆 CIP 数据核字(2023)第 250469 号

药剂学实验
YAOJIXUE SHIYAN

策划编辑	薛 晗		封面设计	王 微
责任编辑	薛 晗　胡文斌		版式设计	苏永生
责任校对	张彦勤		责任监制	李瑞卿

出版发行	郑州大学出版社	地　　址	郑州市大学路40号(450052)
出 版 人	孙保营	网　　址	http://www.zzup.cn
经　　销	全国新华书店	发行电话	0371-66966070
印　　刷	河南龙华印务有限公司		
开　　本	787 mm×1 092 mm　1 / 16		
印　　张	9.25	字　　数	199 千字
版　　次	2023 年 12 月第 1 版	印　　次	2023 年 12 月第 1 次印刷
书　　号	ISBN 978-7-5773-0088-7	定　　价	39.00 元

本书如有印装质量问题,请与本社联系调换。

作者名单

主　　编　贾永艳
副 主 编　祝侠丽　关延彬　刘改枝　周　宁
编　　委　贾永艳　祝侠丽　关延彬　刘改枝
　　　　　　周　宁　黄海英　韩德恩　蔡邦荣
　　　　　　吴　灿　潘晓乐　刘　洋　朱艳慧
　　　　　　王　磊　李　民　李　杰　毛彩霓
　　　　　　吴翠平　王　佳

前　言

药剂学是研究药物制剂的基本理论、处方设计、制备工艺、质量控制和合理使用等内容的综合性应用技术科学，具有综合性强、应用性强、创新性强等特点。药剂学实验是药剂学教学的重要组成部分，是理论与实践相结合的重要环节。为帮助同学们上好药剂学实验课，我们编写了本教材。

随着药学科学技术的发展，许多药物制剂新技术、新剂型不断涌现，为体现实验教材的科学性、先进性、实践性、重现性，我们在征求任课教师意见的基础上，根据该课程实验教学大纲，结合河南中医药大学具体情况，参考兄弟院校的药剂学实验指导，选择确定实验内容，并与现行《中国药典》有关规定保持一致。全书共25个实验，涉及液体剂型、固体剂型、半固体剂型、中药制剂的制备，以及药物制剂新技术、药物制剂稳定性、生物药剂学与药物药动学等，每一实验项设有实验目的、实验原理、实验器材、实验内容、实验结果与讨论、思考题等，可以使学生通过实验对所学理论课内容进行验证、熟悉、掌握，培养学生动手能力、分析和解决问题能力及综合实践能力，为从事药物制剂相关工作奠定基础。

本教材可供药学、药物制剂、制药工程、生物工程及相关专业教学使用，也可作为从事医院药学、制剂生产、药品研究等工作的专业技术人员的参考书。

限于编者水平及编写时间仓促，本书内容难免有疏漏与不当之处，敬请读者提出宝贵意见和建议，以便再版时修订提高。

《药剂学实验》编委会

2023年6月

目　录

药剂学实验须知 …………………………………………………………… 001
实验一　液体药剂的制备 ………………………………………………… 003
实验二　注射剂的制备 …………………………………………………… 009
实验三　散剂的制备 ……………………………………………………… 018
实验四　颗粒剂的制备 …………………………………………………… 024
实验五　滴丸剂的制备 …………………………………………………… 030
实验六　胶囊剂的制备 …………………………………………………… 033
实验七　片剂的制备 ……………………………………………………… 037
实验八　膜剂与涂膜剂的制备 …………………………………………… 042
实验九　软膏剂与乳膏剂的制备 ………………………………………… 048
实验十　栓剂的制备 ……………………………………………………… 054
实验十一　微囊的制备 …………………………………………………… 058
实验十二　微球的制备 …………………………………………………… 061
实验十三　脂质体的制备 ………………………………………………… 065
实验十四　纳米乳的制备 ………………………………………………… 070
实验十五　包合物的制备 ………………………………………………… 074
实验十六　固体分散体的制备 …………………………………………… 077
实验十七　固体制剂的溶出度试验 ……………………………………… 081

实验十八　缓释制剂的制备与释放度测定 …………………………… 084

实验十九　药物制剂的稳定性试验 …………………………………… 088

实验二十　中药制剂的制备 …………………………………………… 094

实验二十一　设计性试验 ……………………………………………… 112

实验二十二　磺胺甲基异噁唑的小肠吸收研究 ……………………… 116

实验二十三　氨茶碱血药浓度的测定与药动学研究 ………………… 120

实验二十四　对乙酰氨基酚药动学参数的研究 ……………………… 122

实验二十五　盐酸环丙沙星片剂体内药动学参数的研究 …………… 127

附录一　盐酸环丙沙星片剂体内药动学研究知情同意书 …………… 130

附录二　《中华人民共和国药典》凡例 ……………………………… 132

参考文献 ………………………………………………………………… 140

药剂学实验须知

药剂学是研究药物制剂的基本理论、处方设计、制备工艺、质量控制和合理使用等内容的综合性应用技术科学。药剂学属于药物应用与工艺学学科范畴,具有综合性强、应用性强、创新性强等特点。药剂学实验是药剂学教学的重要组成部分,是理论与实践相结合的重要环节。

为保证实验课顺利进行,并达到预期目的,学生在实验中必须做到以下6个方面。

(一)预习实验内容

实验课前认真预习相关实验内容,通过预习,明确实验目的、实验内容,明确处方中药物、辅料的种类、用途,实验注意事项,合理安排实验时间与顺序。

(二)遵守实验纪律

不迟到,不早退,不旷课,保持实验室肃静。未经许可,不得擅自更改实验小组,不得将实验室原辅料、实验产品带离实验室。

(三)重视制药卫生

进入实验室必须穿整洁的白色工作服,束起头发(长发者),不得穿拖鞋,不得将书包、水杯、食物等与实验无关物品带入实验室。实验前将工作台面擦拭干净,实验过程中注意台面、地面的整洁,各种废弃物投入指定位置。完成实验后,做好清场,整理台面,将容器、仪器彻底清洁后,摆放整齐,经代课教师同意后方可离开。值日生负责整理公用仪器、用具,清扫实验室,关好门、窗、水、电,在实验室使用记录本上签字,方可离开。

(四)认真操作、杜绝差错事故

量取药品、试剂时,要在称量前(拿取时)、称量时和称量后(放回时)进行3次核对。称量完毕应立即盖好瓶塞,放回原处。对剧毒药品更应仔细核对名称、剂量,并准确称取。实验中要严格控制实验条件,认真操作,保证成品质量。实验成品应标注名称、规格、配制人、配制时间,交代课教师验收。实验中遇到问题应独立思考,分析原因,解决问题。通过实验逐步养成整洁、细致、严谨、冷静、善于观察、善于思考、勤于动手的实验风格。

(五)正确使用仪器、注意安全

使用仪器前要认真学习操作说明,按操作规程正确操作,规范使用。大型设备应在教师指导下使用,不得擅自开关设备、更改设备工艺参数。各种仪器、用具使用时要注意轻拿、轻放,用完要清洁并放回规定位置。

(六)认真书写实验报告

实验报告是考察学生分析总结实验资料能力和写作能力的重要方面,亦是评定实验成绩的重要依据。书写实验报告时应注明实验时间、地点、实验室温度与湿度、同组同学。每个实验应包括如下内容。

1. 处方分析　按《中国药典》的格式写出实验药剂的处方,并指出各组分的作用。

2. 制备工艺与操作　写出工艺流程,并标明各操作步骤及控制条件。

3. 实验结果　记录实验中观察到的现象、各产品的性状、质量检查的结果,填写相应的图、表等。

4. 讨论　阐述实验原理,实验中出现的问题及解决办法,对实验开设、准备等方面的建议等。

5. 思考题　结合实验内容,验证、巩固、扩展课堂教学内容,加深学生对相应章节理论课程的理解。

实验一 液体药剂的制备

实验目的

1. 掌握 液体药剂的制备方法及操作关键。
2. 熟悉 溶液剂、乳剂、混悬剂的质量控制项目及检查方法。

实验原理

液体药剂是指药物分散在适宜的分散介质中制成的可供内服或外用的液体形态的制剂。溶液型液体药剂分为低分子溶液剂和高分子溶液剂。高分子溶液剂是指高分子化合物溶解于溶剂中制成的均相液体制剂,以水为溶剂制备时称为胶浆剂,以非水为溶剂制备时称为非水性高分子溶液剂。高分子溶液剂制备过程基本上同低分子溶液剂,但将药物溶解时,宜分次撒布在水面或将药物黏附在已润湿的器壁上,使之迅速地自然溶胀,进而溶解称为胶溶。

溶液剂的制备方法一般有溶解法、稀释法和化学反应法。溶解法的制备工艺为药物的称量→溶解→过滤→质量检查→包装等,即取处方总量1/2~3/4量的溶剂,加入称好的药物,搅拌使溶解,过滤,自滤器上添加溶剂至全量,质检,分装。处方中如有助溶剂、增溶剂、稳定剂、pH调节剂、防腐剂等,应以适量溶剂溶解,再加入药物;热稳定性药物可加热促进溶解;挥发性或不耐热的药物应在40 ℃以下加入。

两种互不相溶的液体经乳化而形成的非均匀分散体系称为乳剂(也称乳浊液),被分散的液体称为分散相、内相或不连续相,一般液滴直径在1~100 μm;包在液滴外面的液相称为分散介质、外相或连续相。乳剂可分成水包油(O/W)型或油包水(W/O)型,判别乳剂类型常采用稀释法和染色法。

乳剂是一种动力学及热力学不稳定的分散体系,故处方中除分散相和连续相外,还加入乳化剂,并且一般需在一定的机械力作用下进行分散。常用的乳化剂有各种表面活性剂、阿拉伯胶、西黄蓍胶等。一般是根据混合乳化剂的亲水亲油平衡值(HLB值)和油相乳化所需HLB值来选择乳化剂。小量制备乳剂时,可采用在乳钵中研磨或瓶内振摇等方法。但大量制备乳剂时,则采用搅拌机、乳匀机和胶体磨。

混悬剂为不溶性固体药物微粒分散在液体分散介质中形成的非均相体系,可供内服、局部外用和注射。为保证剂量准确,分散相应均匀分散,但因重力作用,混悬剂中微粒在静置时会发生沉降。微粒沉降速度符合Stokes定律(即微粒沉降速度与粒径、微粒和分散介质的密度差、分散介质黏度有关)。将药物适当粉碎以减小微粒粒径以及加入助悬剂增加分散介质的黏度等,能显著降低微粒沉降速度,增加混悬剂的稳定性。

混悬剂的稳定剂一般分为3类:助悬剂,润湿剂,絮凝剂与反絮凝剂。助悬剂可增加分散介质的黏度,故能降低颗粒沉降速度,制成稳定的混悬剂。但用量不宜过大,否则将影响制品的倾倒,还会增加不良味道在口中滞留的时间。润湿剂通常是一些表面活性剂,如吐温-80等。它们能降低固相与液相的界面张力,改善药物的润湿与分散。但用量宜适当,否则使颗粒下沉结块,不易摇匀。絮凝剂是一类能中和微粒电荷,降低微粒Zeta电位至一定程度,使微粒发生絮凝的电解质。由于絮凝物振摇后易再分散,克服了某些混悬颗粒沉淀后形成紧密的饼块,难以再分散的困难。反絮凝剂则能增加微粒Zeta电位,使微粒间斥力增加,降低絮凝度。混悬剂的制备方法有分散法和凝聚法。

混悬剂的质量要求:①粒子应细腻,分散均匀,不结块;②沉降应缓慢,或颗粒沉降后一经振摇易再分散,便于准确量取剂量等。

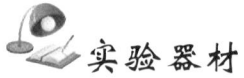

实验器材

1. 实验仪器 玻璃棒,量筒,烧杯,具塞锥形瓶,研钵,电子天平等。
2. 实验材料 碘,碘化钾,薄荷油,沉降硫,硫酸锌,樟脑,炉甘石,氧化锌,羧甲基纤维素钠,尼泊金乙酯,液状石蜡,阿拉伯胶,西黄蓍胶,氢氧化钙,花生油,滑石粉,乙醇,甘油等。

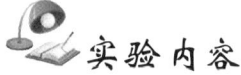

实验内容

(一)碘酊溶液

【处方】碘　　　　　　　　　　2.0 g
　　　　碘化钾　　　　　　　　1.5 g
　　　　乙醇　　　　　　　　　50.0 mL
　　　　蒸馏水　　　　　　　　加至100 mL

【制法】取碘化钾置烧杯中,加适量蒸馏水,搅拌使溶解,加入碘并充分搅拌后加入乙醇,搅拌溶解,再加蒸馏水至全量,即得。

【用途】本品为外用消毒杀菌剂,用于皮肤感染和消毒。

【注意事项】碘在水中的溶解度为1∶2 950。碘化钾作为助溶剂可与碘生成易溶于水的络合物,同时使碘稳定不易挥发,并减少其刺激性。制备碘酊溶液时应注意物品加入次序:先将碘化钾溶解于水后再投入难溶性碘,搅拌均匀后再加入乙醇,充分搅拌使之溶解完全。常温下碘易升华成蒸气挥散,不宜久置于空气中;碘溶液为氧化剂,应贮存于密闭玻璃瓶内,不得与木塞、橡胶塞及金属塞接触,试验所得样品应统一回收。

(二)复方硫黄洗剂

【处方】
沉降硫	3.0 g
硫酸锌	3.0 g
樟脑醑	25.0 mL
甘油	10.0 mL
蒸馏水	加至100 mL

【制法】取沉降硫置于研钵中,按处方(表1-1)分别加入甘油、吐温-80、硫酸锌水溶液(3 g溶于25 mL水中)研成糊状,加入樟脑醑,研至混悬状,转移至具塞刻度试管中,加入蒸馏水至全量,振摇,放置,观察1~3号处方(1号为对照管)复方硫黄洗剂的沉降速度,记录沉降物体积,计算沉降体积比,比较不同稳定剂的作用。

根据实验结果选择适宜的稳定剂,拟定处方、配制方法,制成稳定的复方硫黄洗剂。

表1-1 复方硫黄洗剂处方组成

处方号	沉降硫 /g	硫酸锌 /g	樟脑醑 /mL	甘油 /mL	吐温-80 /g	蒸馏水加 至/mL
1	3	3	25.0	10	0	100
2	3	3	25.0	0	0.3	100
3	3	3	25.0	10	0.3	100

【用途】本品具有保护皮肤与抑制皮脂分泌的作用。

【注意事项】

1. 取沉降硫置于研钵中加甘油研匀,缓缓加入硫酸锌水溶液,研匀,然后缓缓加入樟脑醑,边加边研,最后加适量蒸馏水至全量,研匀即得。

2. 硫有升华硫、精制硫和沉降硫3种,沉降硫的颗粒最细,为减慢沉降速度,选用沉降硫;硫为典型的疏水性药物,故先加入甘油作润湿剂使之充分分散,便于与其他药物混悬均匀;若加入适量高分子化合物如羧甲基纤维素钠增加分散介质的黏度发挥助悬作用,提高制剂的稳定性。

(三)炉甘石洗剂

【处方】炉甘石　　　　　　　　　　8.0 g
　　　　氧化锌　　　　　　　　　　8.0 g
　　　　甘油　　　　　　　　　　　10.0 mL
　　　　蒸馏水　　　　　　　　　　加至100 mL

【制法】取炉甘石、氧化锌与甘油,加水适量,研磨成糊状,再按处方加入其他不同成分,最后加水至全量,研磨均匀,即得。

观察1~4号处方炉甘石洗剂的沉降速度,记录沉降物体积,计算沉降体积比,比较不同稳定剂的作用(表1-2)。

根据实验结果选择适宜的稳定剂,拟定处方、配制方法,制成稳定的炉甘石洗剂。

表1-2　炉甘石洗剂处方筛选

组分	处方号			
	1	2	3	4
炉甘石/g	8	8	8	8
氧化锌/g	8	8	8	8
甘油/mL	10	10	10	10
5%苯扎溴铵溶液/mL		0.2		
羧甲基纤维素钠/g				0.5
三氯化铝/g			0.2	
枸橼酸钠/g	0.5			
蒸馏水加至/mL	100	100	100	100

【用途】本品具有收敛、止痒、保护的作用。用于急性瘙痒性皮肤病,如湿疹、皮炎、痱子等。

(四)液状石蜡乳

【处方】液状石蜡　　　　　　　　　12.0 mL
　　　　阿拉伯胶　　　　　　　　　4.0 g
　　　　西黄蓍胶　　　　　　　　　0.5 g
　　　　5%尼泊金乙酯醇溶液　　　　0.1 mL
　　　　香精　　　　　　　　　　　适量
　　　　蒸馏水　　　　　　　　　　加至50 mL

【制法】(干胶法)将阿拉伯胶与西黄蓍胶粉置干燥乳钵中,加入液状石蜡,稍加研磨,使胶粉分散后,加水 8 mL,不断研磨至发出噼啪声,形成浓厚的乳状液,即为初乳。再加适量水研磨后,加入5%尼泊金乙酯醇溶液和香精,研匀,即得。

【用途】轻泻剂。用于治疗便秘,特别适用于高血压、动脉瘤、疝气及手术后便秘的患者,可以减轻排便用力的痛苦。

【注意事项】干胶法制备初乳时,取油的量器应为内壁干燥的乳钵,否则胶会黏结成团,不易混匀,乳剂中出现肉眼可见的大油滴。油相与胶粉(乳化剂)充分研匀后,按油:水:胶为3:2:1的比例加水一次,迅速沿同一方向旋转研磨,直至稠厚的乳白色初乳生成(有噼啪声)。其间不能改变研磨方向,也不宜停止研磨。

(五)石灰乳搽剂

【处方】氢氧化钙溶液　　　　　　　　　10 mL
　　　　花生油　　　　　　　　　　　　10 mL

【制法】(新生皂法)取氢氧化钙溶液与花生油置具塞三角瓶中,加盖振摇至乳剂生成。

【用途】本品具有收敛、消炎作用,用于治疗烫伤。

【注意事项】采用新生皂法制备搽剂,制备过程中需要充分振摇使皂化完全。

(六)液体药剂的质量检查

按给药途径及剂型特点进行相应检查,如装量、沉降体积比、微生物限度等。

实验结果与讨论

1. 填写各液体药剂质量检查结果(表1-3~表1-5)。

表1-3　液体药剂质量检查结果

名称	碘酊溶液	液状石蜡乳	石灰乳搽剂	炉甘石洗剂	复方硫黄洗剂
性状					
制剂类型					

表1-4　复方硫黄洗剂的处方筛选结果

处方号	沉降体积比
1	
2	
3	

表 1-5　炉甘石洗剂的处方筛选结果

处方号	沉降体积比
1	
2	
3	
4	

2. 复方硫黄洗剂处方中甘油有何作用？若用羧甲基纤维素钠或新洁尔灭替代甘油，各起什么作用？

3. 炉甘石洗剂处方中甘油、羧甲基纤维素钠、苯扎溴铵、三氯化铝、枸橼酸钠各起什么作用？

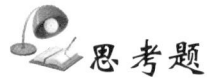

思考题

1. 碘化钾在碘酊处方中起何作用？
2. 影响乳剂稳定性的因素有哪些？
3. 石灰乳搽剂的乳化剂是什么？属于何种类型的乳剂？
4. 如何判断乳剂的类型？
5. 混悬剂的稳定性与哪些因素有关？
6. 亲水性药物与疏水性药物在制备混悬剂时有什么不同？

实验二　注射剂的制备

实验目的

1. 掌握　注射剂的制备工艺过程及操作注意事项。
2. 熟悉　注射剂的常规质量要求及其检查方法。

实验原理

注射剂是指由原料药物或与适宜的辅料制成的供注入体内的无菌制剂,可分为注射液、注射用无菌粉末与注射用浓溶液。注射液是指由原料药物或与适宜的辅料制成的供注入体内的无菌液体制剂,包括溶液型、乳状液型、混悬型等注射液。可用于皮下注射、皮内注射、肌内注射、静脉注射、静脉滴注、鞘内注射、椎管内注射等。溶液型注射液应澄清。除另有规定外,混悬型注射液中原料药物粒径应控制在 15 μm 以下,含 15～20 μm(间有个别 20～50 μm)者不应超过 10%,若有可见沉淀,振摇时应容易分散均匀。混悬型注射液不得用于静脉注射或椎管内注射。乳状液型注射液,不得有相分离现象,不得用于椎管注射;静脉用乳状液型注射液中 90% 的乳滴粒径应在 1 μm 以下,不得有大于 5 μm 的乳滴。除另有规定外,输液应尽可能与血浆等渗。

中药注射剂处方组分可以是有效成分、有效部位或饮片,目前仍以后者为多。为确保和提高质量,注射剂的原、辅料必须符合国家药品标准中有关规定。水醇法是中药注射剂提取纯化的常用方法之一,根据有效成分既溶于水又溶于乙醇的性质,采用水提取、乙醇沉淀,以达到除去杂质、保留有效成分的目的。中药注射剂一般不宜制成混悬型注射剂。注射用无菌粉末是指原料药物或与适宜辅料制成的供临用前用无菌溶液配制成注射液的无菌粉末或无菌块状物,一般采用无菌分装或冷冻干燥法制得。可用适宜的注射用溶剂配制后注射,也可用静脉输液配制后静脉滴注。注射用浓溶液是指原料药物与适宜的辅料制成的供临用前稀释后静脉滴注用的无菌浓溶液。

注射剂的制备工艺流程:原、辅料和容器的前处理→称量→配制→过滤→灌封→灭菌→质量检查→印字包装→成品。中药注射剂的制备工艺流程:原、辅料的准备→

中药饮片的提取、精制→配液→滤过→灌注→熔封→灭菌→质量检查→印字包装→成品。注射剂应无菌、无热原,可见异物、渗透压、pH 值等应符合要求,并具有必要的物理和化学稳定性。

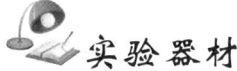

实验器材

1. 实验仪器　烧杯,量筒,电子天平,G_4 垂熔玻璃漏斗,安瓿(2 mL),灌装器,熔封器等。

2. 实验材料　维生素 C,北柴胡,碳酸氢钠,亚硫酸氢钠,乙二胺四乙酸二钠(EDTA-2Na),吐温-80,二氧化碳钢瓶,注射用水等。

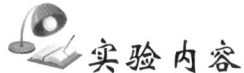

实验内容

(一)维生素 C 注射液

【处方】维生素 C　　　　　　　　　5.0 g
　　　　亚硫酸氢钠　　　　　　　　0.2 g
　　　　碳酸氢钠　　　　　　　　　2.33 g
　　　　EDTA-2Na　　　　　　　　 0.005 g
　　　　注射用水　　　　　　　　加至 100 mL

【制法】

1. 配液　取注射用水 80 mL,加入维生素 C 溶解,再依次加入碳酸氢钠、亚硫酸氢钠、EDTA-2Na 溶解,加注射用水至 100 mL,测定 pH 值(5.8~6.2),备用。

2. 过滤　取上述溶液,用 G_4 垂熔玻璃漏斗滤过。

3. 灌封　用灌注器灌装,每支 2 mL,以双火焰拦腰封口。

4. 灭菌　煮沸灭菌,100 ℃,15 min。

5. 检漏　将安瓿趁热转至亚甲蓝溶液中,检漏,剔除漏气安瓿。

6. 灯检　剔除有白点、色点、纤维、玻璃屑及其他异物安瓿。

7. 印字　略。

8. 包装　略。

【用途】用于防治坏血病,促进胶原蛋白和骨胶原的合成,改善脂肪和类脂,特别是胆固醇的代谢,预防心血管疾病。

【注意事项】用碳酸氢钠调节注射液的 pH 值时,应注意分次缓慢加入,防止液滴飞溅。注射剂灌装后应尽快熔封。接触空气易变质的原料药物,在灌装过程中,应排出容器内的空气,可填充二氧化碳或氮气等气体,立即熔封。

(二) 柴胡注射液

【处方】北柴胡　　　　　　　　　　1 000 g
　　　　氯化钠　　　　　　　　　　8.5 g
　　　　吐温-80　　　　　　　　　　10 mL
　　　　注射用水　　　　　　　　　加至 1 000 mL

【制法】

1. 提取　取处方量的 1/10。北柴胡饮片 100 g,加 10 倍量水浸泡 30 min,水蒸气蒸馏提取,收集初蒸馏液 400 mL,然后再蒸馏至 100 mL。

2. 配液　加入氯化钠、吐温-80,混合均匀。滤过。

3. 灌封　灌装,每支 2 mL,封口。

4. 灭菌　100 ℃,煮沸 30 min。

5. 检漏　剔除漏气安瓿。

6. 灯检　剔除有白点、色点、纤维、玻璃屑及其他异物安瓿。

7. 印字　略。

8. 包装　略。

【用途】清热解表。用于治疗感冒及疟疾等引起的发热。

(三) 丹参注射液

【处方】丹参　　　　　　　　　　　2 000 g
　　　　亚硫酸氢钠　　　　　　　　3 g
　　　　注射用水　　　　　　　　　加至 1 000 mL

【制法】

1. 提取　取处方量的 1/10。丹参饮片 200 g,加水浸泡 30 min,煎煮 2 次,第 1 次加 8 倍量水煎煮 40 min,第 2 次加 5 倍量水煎煮 30 min,滤过,合并滤液,浓缩至约 100 mL(每毫升相当于原药材 2 g)。

2. 精制

(1)醇处理:向浓缩液中加乙醇使含醇量达 75%,静置冷藏 48 h 以上,双层滤纸抽滤,滤液回收乙醇,并浓缩至约 20 mL,再加乙醇使含醇量达 85%,静置冷藏 48 h 以上,同法滤过,滤液回收乙醇,浓缩至约 15 mL。

(2)水处理:取上述浓缩液加 10 倍量蒸馏水,混合均匀,冷藏 24 h,抽滤,滤液浓缩至约 100 mL,放至室温,抽滤,滤液用 20% NaOH 溶液调 pH 值至 6.8～7.0。

(3)活性炭处理:取上述溶液加入 0.2% 活性炭,煮沸 20 min,稍冷后抽滤,滤液备用。

3. 配液　加入亚硫酸氢钠 0.3 g,溶解后,加注射用水至 100 mL,经粗滤,再用 G_4 垂熔玻璃漏斗滤过至澄明。

4. 灌封　在无菌室内,灌装,每支 2 mL,封口。

5. 灭菌　100 ℃,煮沸 30 min。

6. 检漏　剔除漏气安瓿。

7. 灯检　剔除有白点、色点、纤维、玻璃屑及其他异物安瓿。

8. 印字　略。

9. 包装　略。

【用途】活血化瘀,通脉养心。用于冠心病、胸闷、心绞痛。肌内注射,每次 2~4 mL,每日 1~2 次;静脉注射,每次 4 mL(用 50% 葡萄糖注射液 20 mL 稀释后使用),每日 1~2 次;静脉滴注,每次 10~20 mL(用 5% 葡萄糖注射液 100~500 mL 稀释后使用),每日 1 次。或遵医嘱。

(四)注射用双黄连(冻干)

【处方】连翘　　　　　　　　　　　　5 000 g

　　　金银花　　　　　　　　　　　2 500 g

　　　黄芩　　　　　　　　　　　　2 500 g

　　　　　　　　　　　　　　共制成 1 000 瓶

【制法】以上 3 味,黄芩加水煎煮 2 次,每次 1 h,滤过,合并滤液,用 2 mol/L 盐酸调节 pH 值至 1.0~2.0,在 80 ℃保温 30 min,静置 12 h,滤过,沉淀加 8 倍量水,搅拌,用 10% NaOH 溶液调节 pH 值至 7.0,加入等量乙醇,搅拌使沉淀溶解,滤过,滤液用 2 mol/L 盐酸调节 pH 值至 2.0,在 60 ℃保温 30 min,静置 12 h,滤过,沉淀用乙醇洗至 pH 值 4.0,加 10 倍量水,搅拌,用 10% NaOH 溶液调节 pH 值至 7.0,每 1 000 mL 溶液加入 5 g 活性炭,充分搅拌,在 50 ℃保温 30 min,加入等量乙醇,搅拌均匀,滤过,滤液用 2 mol/L 盐酸调节 pH 值至 2.0,在 60 ℃保温 30 min,静置 12 h,滤过,沉淀用少量乙醇洗涤,于 60 ℃以下干燥,备用。

金银花、连翘分别用水温浸 30 min 后煎煮 2 次,每次 1 h,滤过,合并滤液,浓缩至相对密度为 1.20~1.25(70 ℃),冷却至 40 ℃,缓缓加入乙醇使含醇量达 75%,充分搅拌,静置 12 h 以上,滤取上清液,回收乙醇至无醇味,加入 4 倍量水,静置 12 h 以上,滤取上清液,浓缩至相对密度 1.10~1.15(70 ℃),冷却至 40 ℃,加乙醇使含醇量达 85%,静置 12 h 以上,滤取上清液回收乙醇至无醇味,备用。

取黄芩提取物,加入适量的水,加热,用 10% NaOH 溶液调节 pH 值至 7.0 使溶解,加入上述金银花提取物和连翘提取物,加水至 1 000 mL,加入活性炭 5 g,调节 pH 值至 7.0,加热至沸并保持微沸 15 min,冷却,滤过,加注射用水至 1 000 mL,灭菌,冷藏,滤过,浓缩,冷冻干燥,制成粉末,分装;或取黄芩提取物,加入适量的水,加热,用 10% NaOH 溶液调节 pH 值至 7.0 使溶解,加入上述金银花提取物和连翘提取物以及适量的注射用水,每 1 000 mL 溶液加入 5 g 活性炭,调节 pH 值至 7.0,加热至煮沸并保持微沸 15 min,冷却,滤过,灭菌,滤过,灌装,冷冻干燥,压盖即得。

【用途】清热解毒,疏风解表。用于外感风寒所致的发热、咳嗽、咽痛;上呼吸道感染、轻型肺炎、扁桃体炎见上述证候者。静脉滴注。每次 60 mg/kg,每日 1 次;或遵医嘱。临用前,先以适量灭菌注射用水充分溶解,再用氯化钠注射液或 5% 葡萄糖注射液 500 mL 稀释。

【注意事项】制备注射用冻干制剂时,分装后应及时冷冻干燥。冻干后残留水分应符合相关品种的要求。

(五)注射剂的质量检查

1. 装量 注射液及注射用浓溶液照注射剂装量测定法检查,应符合规定。检查法照通则 0102 进行。

附通则 0102(装量检查法):供试品标示装量不大于 2 mL 者,取供试品 5 支(瓶);2 mL 以上至 50 mL 者,取供试品 3 支(瓶)。开启时注意避免损失,将内容物分别用相应体积的干燥注射器及注射针头抽尽,然后缓慢连续地注入经标化的量入式量筒内(量筒的大小应使待测体积至少占其额定体积的 40%,不排尽针头中的液体),在室温下检视。测定油溶液、乳状液或混悬液时,应先加温(如有必要)摇匀,再用干燥注射器及注射针头抽尽后,同前法操作,放冷(加温时),检视。每支(瓶)的装量均不得少于其标示量。

生物制品多剂量供试品:取供试品 1 支(瓶),按标示的剂量数和每剂的装量,分别用注射器抽出,按上述步骤测定单次剂量,应不低于标示量。

标示装量为 50 mL 以上的注射液及注射用浓溶液照最低装量检查法(通则 0942)检查,应符合规定。

也可采用重量除以相对密度计算装量。准确量取供试品,精密称定,求出每 1 mL 供试品的重量(即供试品的相对密度);精密称定用干燥注射器及注射针头抽出或直接缓慢倾出供试品内容物的重量,再除以供试品相对密度,得出相应的装量。

预装式注射器和弹筒式装置的供试品:标示装量不大于 2 mL 者,取供试品 5 支(瓶);2 mL 以上至 50 mL 者,取供试品 3 支(瓶)。供试品与所配注射器、针头或活塞装配后将供试品缓慢连续注入容器(不排尽针头中的液体),按单剂量供试品要求进行装量检查,应不低于标示量。

2. 装量差异 照装量差异检查法(通则 0102)检查,每支注射液的装量均不得少于其标示量(表 2-1)。

附通则 0102:除另有规定外,注射用无菌粉末照下述方法检查,应符合规定。检查法取供试品 5 瓶(支),除去标签、铝盖,容器外壁用乙醇擦净,干燥,开启时注意避免玻璃屑等异物落入容器中,分别迅速精密称定。容器为玻璃瓶的注射用无菌粉末,首先小心开启内塞,使容器内外气压平衡,盖紧后精密称定。然后倾出内容物,容器用水或乙醇洗净,在适宜条件下干燥后,再分别精密称定每一容器的重量,求出每瓶(支)的装量与平均装量。每瓶(支)装量与平均装量相比较(如有标示装量,则与标示装量相比较)应符合下列规定,如有1瓶(支)不符合规定,应另取10瓶(支)复试,应符合规定。

凡规定检查含量均匀度的注射用无菌粉末,一般不再进行装量差异检查。

表2-1 注射剂装量差异限度

标示装量(常数 a)	装量差异限度
$a \leqslant 0.05$ g	±15%
0.05 g< $a \leqslant 0.15$ g	±10%
0.15 g< $a \leqslant 0.50$ g	±7%
$a > 0.50$ g	±5%

3. pH值 维生素C注射液,pH值5.0~7.0(通则0631)。取注射用双黄连粉针剂,加水制成每1 mL含25 mg的溶液,依法(通则0631)测定,pH值应为5.7~6.7。

4. 可见异物 除另有规定外,照可见异物检查法(通则0904),应符合规定。

(1)检查人员条件:远距离和近距离视力测验,均应为4.9及以上(矫正后视力应为5.0及以上);应无色盲。

(2)按以下各类供试品的要求,取规定量供试品,除去容器标签,擦净容器外壁,必要时将药液转移至洁净透明的适宜容器内,将供试品置遮光板边缘处,在明视距离(指供试品至人眼的清晰观测距离,通常为25 cm),手持容器颈部,轻轻旋转和翻转容器(但应避免产生气泡),使药液中可能存在的可见异物悬浮,分别在黑色和白色背景下目视检查,重复观察,总检查时限为20 s。供试品装量每支(瓶)在10 mL及10 mL以下的,每次检查可手持2支(瓶)。50 mL或50 mL以上大容量注射液按直、横、倒三步法旋转检视。供试品溶液中有大量气泡产生影响观察时,需静置足够时间至气泡消失后检查。

(3)用无色透明容器包装的无色供试品溶液,检查时被观察供试品所在处的光照度应为1 000~1 500 lx;用透明塑料容器包装、棕色透明容器包装的供试品或有色供试品溶液,光照度应为2 000~3 000 lx;混悬型供试品或乳状液,光照度应增加至约4 000 lx。

(4)注射液除另有规定外,取供试品20支(瓶),按上述方法检查。

(5)注射用无菌制剂除另有规定外,取供试品5支(瓶),用适宜的溶剂和适当的方法使药粉完全溶解后,按上述方法检查。配带有专用溶剂的注射用无菌制剂,应先将专用溶剂按注射液要求检查并符合注射液的规定后,再用其溶解注射用无菌制剂。如为经真空处理的供试品,必要时应用适当的方法破其真空,以便于药物溶解。低温冷藏的品种,应先将其放至室温,再进行溶解和检查。

(6)注射用无菌制剂及无菌原料药所选用的适宜溶剂应无可见异物。如为水溶性药物,一般使用不溶性微粒检查用水(通则0903)进行溶解制备;如使用其他溶剂,则应在各品种正文中明确规定。溶剂量应确保药物溶解完全并便于观察。注射用无菌制剂及无菌原料药溶解所用的适当方法应与其制剂使用说明书中注明的临床使用前处理的方式相同。除振摇外,如需其他辅助条件,则应在各品种正文中明确规定。

结果判定:供试品中不得检出金属屑、玻璃屑、长度超过 2 mm 的纤维、最大粒径超过 2 mm 的块状物、静置一定时间后轻轻旋转时肉眼可见的烟雾状微粒沉积物、无法计数的微粒群或摇不散的沉淀,以及在规定时间内较难计数的蛋白质絮状物等明显可见异物。供试品中如检出点状物、2 mm 以下的短纤维和块状物等微细可见异物,生化药品或生物制品若检出半透明的、长度短于 1 mm 的细小蛋白质絮状物或蛋白质颗粒等微细可见异物,除另有规定外,应分别符合表 2-2 中的规定。

表 2-2 非生物制品注射液结果判定

类别	微细可见异物限度	
	初试 20 支(瓶)	初、复试 40 支(瓶)
静脉用	如 1 支(瓶)检出,复试 如 2 支(瓶)或以上,不符合规定	超过 1 支(瓶)检出,不符合规定
非静脉用	如 1~2 支(瓶)检出,复试 如 2 支(瓶)或以上,不符合规定	超过 2 支(瓶)检出,不符合规定

既可静脉用也可非静脉用的注射液,以及脑池内、硬膜外、椎管内用的注射液应执行静脉用注射液的标准,混悬液与乳状液仅对明显可见异物进行检查。

注射用无菌制剂 5 支(瓶)检查的供试品中如检出微细可见异物,每支(瓶)中检出微细可见异物的数量应符合规定;如有 1 支(瓶)超出下表中限度规定,另取 10 支(瓶)同法复试,均应不超出表 2-3 中限度规定。

表 2-3 注射用无菌制剂结果判定

类别		每支(瓶)中微细可见异物限度
生物制品	复溶体积 50 mL 及以下	≤3 个
	复溶体积 50 mL 以上	≤5 个
非生物制品	冻干	≤3 个
	非冻干	≤5 个

5. 不溶性微粒　除另有规定外,用于静脉注射、静脉滴注、鞘内注射、椎管内注射的溶液型的注射液、注射用无菌粉末及注射用浓溶液照不溶性微粒检查法(通则 0903)检查,应符合规定。

附通则 0903(光阻法):

(1)标示装量为 25 mL 或 25 mL 以上的静脉用注射液或注射用浓溶液除另有规定

外,取供试品至少4个,分别按下法测定:用水将容器外壁洗净,小心翻转20次,使溶液混合均匀,立即小心开启容器,先倒出部分供试品溶液冲洗开启口及取样杯,再将供试品溶液倒入取样杯中,静置2 min或适当时间脱气泡,置于取样器上(或将供试品容器直接置于取样器上)。开启搅拌,使溶液混匀(避免气泡产生),每个供试品依法测定至少3次,每次取样应不少于5 mL,记录数据。弃第一次测定数据,取后续测定数据的平均值作为测定结果。

(2)标示装量为25 mL以下的静脉用注射液或注射用浓溶液除另有规定外,取供试品至少4个,分别按下法测定:用水将容器外壁洗净,小心翻转20次,使溶液混合均匀,静置2 min或适当时间脱气泡,小心开启容器,直接将供试品容器置于取样器上,开启搅拌或以手缓缓转动,使溶液混匀(避免产生气泡)。由仪器直接抽取适量溶液(以不吸入气泡为限),测定并记录数据。弃第一次测定数据,取后续测定数据的平均值作为测定结果。

(1)(2)项下的注射用浓溶液如黏度太大,不便直接测定时,可经适当稀释,依法测定。也可采用适宜的方法,在洁净工作台小心合并至少4个供试品的内容物(使总体积不少于25 mL),置于取样杯中,静置2 min或适当时间脱气泡,置于取样器上。开启搅拌,使溶液混匀(避免气泡产生)。依法测定至少4次,每次取样应不少于5 mL。弃第一次测定数据,取后续3次测定数据的平均值作为测定结果,根据取样体积与每个容器的标示装置体积,计算每个容器所含的微粒数。

(3)静脉注射用无菌粉末除另有规定外,取供试品至少4个,分别按下法测定:用水将容器外壁洗净,小心开启瓶盖,精密加入适量微粒检查用水(或适宜的溶剂),小心盖上瓶盖,缓缓振摇使内容物溶解,静置2 min或适当时间脱气泡,小心开启容器,直接将供试品容器置于取样器上,开启搅拌或以手缓缓转动,使溶液混匀(避免气泡产生)。由仪器直接抽取适量溶液(以不吸入气泡为限),测定并记录数据。弃第一次测定数据,取后续测定数据的平均值作为测定结果。

也可采用适宜的方法,取供试品至少4个,在洁净工作台上用水将容器外壁洗净,小心开启瓶盖,分别精密加入适量微粒检查用水(或适宜的溶剂),缓缓振摇使内容物溶解,小心合并容器中的溶液(使总体积不少于25 mL),置于取样杯中,静置2 min或适当时间脱气泡,置于取样器上。开启搅拌,使溶液混匀(避免气泡产生),依法测定至少4次,每次取样应不少于5 mL。弃第一次测定数据,取后续测定数据的平均值作为测定结果。

(4)供注射用无菌原料药按各品种项下规定,取供试品适量(相当于单个制剂的最大规格量份),分别置于取样杯或适宜的容器中,照上述(3)法,自"精密加入适量微粒检查用水(或适宜的溶剂),缓缓振摇使内容物溶解"起,依法操作,测定并记录数据,弃第一次测定数据,取后续测定数据的平均值作为测定结果。

结果判定:

(1)标示装量为100 mL或100 mL以上的静脉用注射液除另有规定外,每1 mL中含 10 μm 及 10 μm 以上的微粒数不得超过 25 粒,含 25 μm 及 25 μm 以上的微粒数不得超过 3 粒。

(2) 标示装量为 100 mL 以下的静脉用注射液、静脉注射用无菌粉末、注射用浓溶液及供注射用无菌原料药除另有规定外,每个供试品容器(份)中含 10 μm 及 10 μm 以上的微粒数不得超过 6 000 粒,含 25 μm 及 25 μm 以上的微粒数不得超过 600 粒。

6.无菌　照无菌检查法(通则 1101)检查,应符合规定。

实验结果与讨论

1.填写注射剂质量检查结果(表 2-4)。

表 2-4　注射剂质量检查结果

名称	性状	装量	pH 值	可见异物
维生素 C 注射液				
柴胡注射液				
丹参注射液				
注射用双黄连(冻干)				

2.讨论注射剂制备过程中的注意事项。

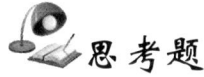

思考题

1.影响药物氧化的因素有哪些?如何防止?
2.调节维生素 C 注射液的 pH 值时,应注意什么问题?为什么?
3.制备中药注射剂的常用方法有哪些?分别有哪些操作关键?
4.简要说明本实验注射液制备中,各操作步骤的目的、注意事项。
5.中药注射剂的类型有哪些?其特点和发展前景如何?

实验三 散剂的制备

实验目的

1. 掌握 散剂的制备方法及混合方法中的等量递增法(配研法)。
2. 熟悉 散剂的常规质量检查方法。

实验原理

散剂可分为口服散剂和局部用散剂。口服散剂一般溶于或分散于水、稀释液或者其他液体中服用,也可直接用水送服。局部用散剂可供皮肤、口腔、咽喉、腔道等处应用;专供治疗、预防和润滑皮肤的散剂也可称为撒布剂或撒粉。

散剂在生产与贮藏期间应符合下列有关规定:供制备散剂的原料药物均应粉碎。除另有规定外,口服用散剂为细粉,儿科用和局部用散剂应为最细粉;散剂应干燥、疏松、混合均匀、色泽一致;制备含有毒性药、贵重药或药物剂量小的散剂时,应采用配研法混匀并过筛;散剂可单剂量包(分)装,多剂量包装者应附分剂量的用具;含有毒性药的口服散剂应单剂量包装。

散剂中可含或不含辅料。口服散剂需要时亦可加矫味剂、芳香剂、着色剂等。除另有规定外,散剂应密闭贮存,含挥发性原料药物或易吸潮原料药物的散剂应密封贮存。生物制品应采用防潮材料包装。为防止胃酸对生物制品散剂中活性成分的破坏,散剂稀释剂中可调配中和胃酸的成分。散剂用于烧伤治疗如为非无菌制剂的,应在标签上标明"非无菌制剂";产品说明书中应注明"本品为非无菌制剂",同时在适应证下应明确"用于程度较轻的烧伤(Ⅰ度或浅Ⅱ度外)"。

散剂的制备工艺流程:粉碎→过筛→混合→分剂量→质量检查→包装。制法较为简便,但混合操作是制备散剂的关键。目前常用的混合方法有搅拌混合、过筛混合、研磨混合等。若药物比例相差悬殊,应采用等量递增法(配研法)混合。散剂一般采取密封包装与密闭贮藏,避免贮藏过程中吸潮、变质。

实验器材

1. 实验仪器　研钵、电子天平、搪瓷盘、药匙、药筛、称量纸等。
2. 实验材料　硫酸阿托品,乳糖,胭脂红,薄荷脑,樟脑,麝香草酚,氧化锌,水杨酸,升华硫,淀粉,硼酸,滑石粉,薄荷油,冰片,硼砂,朱砂,玄明粉,甘草。

实验内容

(一) 硫酸阿托品倍散

【处方】硫酸阿托品　　　　　　　　0.25 g
　　　　胭脂红乳糖(1.0%)　　　　　0.25 g
　　　　乳糖　　　　　　　　　　　24.5 g

【制法】研磨乳糖使研钵饱和后倾出,将硫酸阿托品与胭脂红乳糖置研钵中研匀,再以等量递增法逐渐加入乳糖,研匀,待色泽一致后,分装,0.1 g/包。

胭脂红乳糖的制法:取胭脂红 0.1 g,置研钵中加入 90% 乙醇 1~2 mL,研磨使溶解,再按等量递增法加入乳糖 9.9 g,研匀,50~60 ℃ 干燥,过筛即得。

【用途】抗胆碱药,常用于胃肠痉挛、疼痛等。口服,疼痛时每次 1 包(相当于硫酸阿托品 0.001 g)。

【注意事项】本品以胭脂红为着色剂,以保证散剂的均匀性和不同稀释倍数散剂间及与原药的区别。

(二) 痱子粉

【处方】薄荷脑　　　0.6 g　　　　樟脑　　　0.6 g
　　　　麝香草酚　　0.6 g　　　　氧化锌　　6.0 g
　　　　水杨酸　　　1.4 g　　　　升华硫　　4.0 g
　　　　淀粉　　　　10.0 g　　　 硼酸　　　8.5 g
　　　　薄荷油　　　0.6 mL　　　 滑石粉　　加至 100 g

【制法】取薄荷脑、樟脑、麝香草酚置研钵中研磨形成低共熔物,与薄荷油研匀。另将水杨酸、硼酸、氧化锌、升华硫、淀粉分别研细混合,用混合细粉吸收低共熔物,最后按等量递增法加入滑石粉研匀,使成 100 g,过七号筛(120 目)即得。

【用途】对皮肤有吸湿、止痒及消炎作用。用于汗疹、痱子等。外用,撒布患处,每日 1~2 次。

【注意事项】因薄荷脑、樟脑和麝香草酚可形成低共熔混合物,故使之先共熔,再与其他粉末混匀。制备过程中需采用等量递增法（配研法），以利于药物细粉混合均匀。

（三）冰硼散

【处方】冰片　　　　　　　　　　1.0 g
　　　　硼砂（煅）　　　　　　　10.0 g
　　　　朱砂　　　　　　　　　　1.2 g
　　　　玄明粉　　　　　　　　　10.0 g

【制法】以上四味，朱砂水飞或粉碎成极细粉，其他各药粉碎，过六号筛。先将朱砂与玄明粉配研均匀，再与硼砂研磨混合均匀，加入冰片研匀，过筛即得。

【用途】清热解毒，消肿止痛。用于咽喉肿痛，牙龈肿痛，口舌生疮。吹敷患处。

【注意事项】

1. 玄明粉　为芒硝经精制后，风化失去结晶水而得，具有清热解毒、泄热通便等功效，主要用于治疗痈疽肿毒、咽肿口疮等疾病。

2. 冰片　即龙脑，外用能消肿止痛。冰片是挥发性药物在散剂制备时最后加入，同时密闭贮存以防成分损失。

（四）益元散

【处方】滑石粉　　　　　　　　　30.0 g
　　　　甘草　　　　　　　　　　5.0 g
　　　　朱砂　　　　　　　　　　1.5 g

【制法】

1. 粉碎　朱砂水飞成极细粉，滑石、甘草粉碎成细粉。

2. 称取　分别称取处方中各药，先取少量滑石粉置研钵中研磨，以饱和研钵的表面能，倾出。取朱砂至研钵中，加入滑石粉按"配研法"混合均匀，倾出。取甘草至研钵中，与上述朱砂与滑石粉的混合细粉按"配研法"混合均匀即得。

【用途】消暑利湿。用于感受暑湿，身热心烦，口渴喜饮，小便赤短。

【注意事项】方中朱砂质重色深，量小有毒，而滑石粉色浅、量大，宜采用倍增套色法混合。朱砂、甘草、滑石粉三药的混合次序非常重要，正规操作应是首先用少量滑石粉饱和乳钵表面，以朱砂打底，再与滑石粉配研，混合均匀后，再将甘草与上两味药的混合细粉配均匀，以防"咬色"。

（五）散剂的质量检查

1. 粒度　除另有规定外，化学药局部用散剂、用于烧伤或严重创伤的中药局部用散剂及儿科用散剂照下述方法检查，应符合规定。检查法：除另有规定外，取供试品10 g，精密称定，照粒度和粒度分布测定法（通则0982）测定。化学药散剂通过七号筛（中药通过六号筛）的粉末重量，不得少于95%。

附通则0982（单筛分法）：称取各品种项下规定的供试品，置规定号的药筛中（筛下配有密合的接收容器），筛上加盖。按水平方向旋转振摇至少3 min，并不时在垂直方向轻叩筛。取筛下的颗粒及粉末,称定重量,计算其所占比例(%)。

2. 外观均匀度　取供试品适量,置光滑纸上,平铺约 5 cm², 将其表面压平,在明亮处观察,应色泽均匀,无花纹与色斑。

3. 水分　中药散剂照水分测定法(通则 0832)测定,除另有规定外,不得超过 9.0%。

烘干法:取供试品 2~5 g,平铺于干燥至恒重的扁形称量瓶中,厚度不超过 5 mm,疏松供试品不超过 10 mm,精密称定。开启瓶盖在 100~105 ℃干燥 5 h,将瓶盖盖好,移置干燥器中,放冷 30 min,精密称定。再在上述温度干燥 1 h,放冷,称重,至连续两次称重的差异不超过 5 mg 为止。根据减失的重量,计算供试品的含水量(%)。本法适用于不含或少含挥发性成分的药品。

甲苯法:取供试品适量(相当于含水量 1~4 mL),精密称定,置甲苯法仪器装置 A 瓶中,加甲苯约 200 mL,必要时加入干燥、洁净的无釉小瓷片数片或玻璃珠数粒,连接仪器,自冷凝管顶端加入甲苯至充满甲苯法仪器装置 B 管的狭窄部分。将 A 瓶置电热套中或用其他适宜方法缓缓加热,待甲苯开始沸腾时,调节温度,使每秒馏出 2 滴。待水分完全馏出,即测定管刻度部分的水量不再增加时,将冷凝管内部先用甲苯冲洗,再用饱蘸甲苯的长刷或其他适宜方法,将管壁上附着的甲苯推下,继续蒸馏 5 min,放冷至室温,拆卸装置,如有水黏附在 B 管的管壁上,可用蘸甲苯的铜丝推下,放置使水分与甲苯完全分离(可加亚甲蓝粉末少量,使水染成蓝色,以便分离观察)。检读水量,并计算供试品的含水量(%)。

4. 干燥失重　化学药和生物制品散剂,除另有规定外,取供试品,照干燥失重测定法(通则 0831)测定,在 105 ℃干燥至恒重,减失重量不得超过 2.0%。

附通则 0831(干燥失重测定法):取供试品,混合均匀(如为较大的结晶,应先迅速捣碎使成 2 mm 以下的小粒),取约 1 g 或各品种项下规定的重量,置于与供试品相同条件下干燥至恒重的扁形称量瓶中,精密称定,除另有规定外,在 105 ℃干燥至恒重。由减失的重量和取样量计算供试品的干燥失重。供试品干燥时,应平铺在扁形称量瓶中,厚度不可超过 5 mm,如为疏松物质,厚度不可超过 10 mm。放入烘箱或干燥器进行干燥时,应将瓶盖取下,置称量瓶旁,或瓶盖半开进行干燥;取出时,须将称量瓶盖好。置烘箱内干燥的供试品,应在干燥后取出置于干燥器中放冷,然后称定重量。供试品如未达规定的干燥温度即融化时,除另有规定外,应先将供试品在低于熔化温度 5~10 ℃的温度下干燥至大部分水分除去后,再按规定条件干燥。生物制品应先将供试品于较低的温度下干燥至大部分水分除去后,再按规定条件干燥。当用减压干燥器(通常为室温)或恒温减压干燥器(温度应按各品种项下的规定设置)。除另有规定外,温度 60 ℃时,压力应在 2.67 kPa(20 mmHg)以下。减压干燥器中常用的干燥剂为五氧化二磷、无水氯化钙或硅胶;恒温减压干燥器中常用的干燥剂为五氧化二磷。应及时更换干燥剂,使其保持在有效状态。

5. 装量差异　单剂量包装的散剂,照下述方法检查,应符合规定。检查法除另有规定外,取供试品10袋(瓶),分别精密称定每袋(瓶)内容物的重量,求出内容物的装量与平均装量。每袋(瓶)装量与平均装量相比较[凡有标示装量的散剂,每袋(瓶)装量应与标示装量相比较],按表中的规定,超出装量差异限度的散剂不得多于2袋(瓶),并不得有1袋(瓶)超出装量差异限度的1倍(表3-1)。

表3-1　单剂量包装散剂的装量差异限度

标示装量(常数 a)	装量差异限度
$a \leq 0.1$ g	±15%
0.1 g$<a \leq$0.5 g	±10%
0.5 g$<a \leq$1.5 g	±8%
1.5 g$<a \leq$6.0 g	±7%
$a>6.0$ g	±5%

凡规定检查含量均匀度的化学药和生物制品散剂,一般不再进行装量差异检查。

6.装量　除另有规定外,多剂量包装的散剂,照最低装量检查法(通则0942)检查,应符合规定。

附通则0942(最低装量检查法——重量法):适用于标示装量以重量计的制剂。除另有规定外,取供试品5个(50 g以上者3个),除去外盖和标签,容器外壁用适宜的方法清洁并干燥,分别精密称定重量,除去内容物,容器用适宜的溶剂洗净并干燥,再分别精密称定空容器的重量,求出每个容器内容物的装量与平均装量,均应符合有关规定。如有1个容器装量不符合规定,则另取5个(50 g以上者3个)复试,应全部符合规定。

7.无菌　除另有规定外,用于烧伤[除程度较轻的烧伤(Ⅰ度或浅Ⅱ度外)]、严重创伤或临床必须无菌的局部用散剂,照无菌检查法(通则1101)检查,应符合规定。

8.微生物限度　除另有规定外,按照非无菌产品微生物限度检查:微生物计数法(通则1105)和控制菌检查法(通则1106)及非无菌药品微生物限度标准(通则1107)检查,应符合规定。凡规定进行杂菌检查的生物制品散剂,可不进行微生物限度检查。

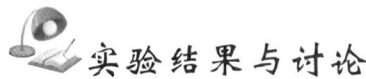

实验结果与讨论

1.填写各散剂质量检查结果(表3-2)。

表 3-2 散剂质量检查结果

名称	性状	均匀度	产率
硫酸阿托品倍散			
痱子粉			
冰硼散			
益元散			

2. 讨论散剂制备过程中的混合方法及注意事项。

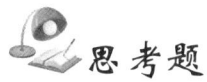
思考题

1. 何谓低共熔？在处方中常见的低共熔成分有哪些？
2. 等量递增法的原则是什么？

实验四　颗粒剂的制备

实验目的

1. 掌握　颗粒剂的制备方法与质量检查方法。
2. 了解　β-环糊精包合挥发油的方法。

实验原理

颗粒剂是指原料药物与适宜的辅料混合制成具有一定粒度的干燥颗粒状制剂。颗粒剂可分为可溶颗粒(通称为颗粒)、混悬颗粒、泡腾颗粒、肠溶颗粒、缓释颗粒和控释颗粒等。一般颗粒剂具有溶出速度较快、易分散或溶解、奏效快的特点,而且剂量易控制,口感好,尤其适于儿童服用。一般情况下,中药经提取、精制、浓缩等工序制成浸膏,加入糖粉、糊精等赋形剂制成颗粒,经干燥、整粒即得中药颗粒剂。

原料药物与辅料应均匀混合。含药量小或含毒、剧药的颗粒剂,应根据原料药物的性质采用适宜方法使其分散均匀。除另有规定外,中药饮片应按各品种项下规定的方法进行提取、精制、浓缩成规定的清膏,采用适宜的方法干燥并制成细粉,加适量辅料(不超过干膏量的 2 倍)或饮片细粉,混匀并制成颗粒,也可将清膏加适量辅料(不超过清膏量的 5 倍)或饮片细粉,混匀并制成颗粒。

凡属挥发性原料药物或遇热不稳定的药物在制备过程中应注意控制适宜的温度条件,凡遇光不稳定的原料药物应遮光操作。除另有规定外,挥发油应均匀喷入干燥颗粒中,密闭至规定时间或采用包合等技术处理后加入。根据需要颗粒剂中可加入适宜的辅料,如稀释剂、黏合剂、分散剂、着色剂和矫味剂等。为了防潮、掩盖原料药物的不良气味等需要,也可对颗粒进行薄膜包衣。必要时,包衣颗粒应检查溶剂残留。

颗粒剂应干燥,颗粒均匀,色泽一致,无吸潮、软化、结块、潮解等现象。颗粒剂的微生物限度应符合要求。根据原料药物和制剂的特性,除来源于动、植物多组分且难以建立测定方法的颗粒剂外,溶出度、释放度、含量均匀度等应符合要求。除另有规定外,颗粒剂应密封,置干燥处贮存,防止受潮。生物制品原液、半成品和成品的生产及质量控制应符合相关品种要求。

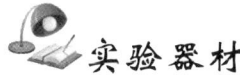

实验器材

1. **实验仪器** 电热套,电子天平,托盘天平,电磁炉,纱布,恒温水浴锅,烘箱,药筛,粉碎机,制粒机,超临界萃取仪等。
2. **实验材料** 饮片,糖粉,糊精,碳酸氢钠,枸橼酸β-环糊精(β-CD),蒸馏水等。

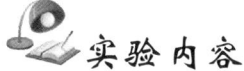

实验内容

(一)感冒清热颗粒

【处方】
荆芥穗	20 g	薄荷	6 g
防风	10 g	紫苏叶	6 g
柴胡	10 g	葛根	10 g
桔梗	6 g	苦杏仁	8 g
白芷	6 g	苦地丁	20 g
芦根	16 g		

【制法】以上11味,取荆芥穗、薄荷、紫苏叶提取挥发油,另器保存,蒸馏后的水液另器收集;药渣与其余防风等8味中药加水煎煮2次,每次1.5 h,合并煎煮液,滤过,滤液与蒸馏水液合并,浓缩至相对密度1.30~1.35(50℃)的清膏。加入糖粉与糊精(3∶1)混合物适量,混匀,并酌加乙醇适量制颗粒,干燥,整粒,加入挥发油的β-CD包合物,混匀,按每袋重12 g分装密封,即得。

β-CD包合挥发油的方法:取β-CD 2 g置于研钵中,加蒸馏水3 mL,研匀。加挥发油1 mL,于研钵中研成糊状。低温干燥,研磨粉碎即得。

【用途】疏风散寒,解表清热。用于风寒感冒,头痛发热,恶寒身痛,鼻流清涕,咳嗽咽干。

【注意事项】采用水蒸气蒸馏法提取荆芥穗、薄荷、紫苏叶中的挥发油,药渣与其他药味合并煎煮。

(二)六味地黄颗粒

【处方】
熟地黄	320 g
酒萸肉	160 g
牡丹皮	120 g
山药	160 g

| 茯苓 | 120 g |
| 泽泻 | 120 g |

【制法】以上6味,熟地黄、茯苓、泽泻加水煎煮2次,每次2 h,煎液滤过,滤液浓缩至相对密度1.32～1.35(80 ℃)的稠膏,备用;酒萸肉、山药、牡丹皮粉碎成细粉,与浓缩液混合,加糊精适量和甜蜜素溶液适量,并加75%乙醇适量,制粒,干燥,整粒,制成颗粒1 000 g,即得。

【用途】滋阴补肾。用于肾阴亏损,头晕耳鸣,腰膝酸软,骨蒸潮热,盗汗遗精,消渴。

【注意事项】制粒时,根据软材的干湿度酌加乙醇适量,如果软材偏干可加低浓度乙醇,软材过黏则加入高浓度乙醇快速制粒。本品为混悬颗粒。

(三)山楂泡腾颗粒

【处方】
山楂	300 g
柠檬酸	250 g
碳酸氢钠	250 g
香精	适量
糖粉	2 500 g
	共制成100袋

【制法】

1. 山楂加8倍量水煎煮2次,每次30 min,滤过,滤液浓缩成150 g备用。

2. 取干燥的糖粉1 250 g,加入碳酸氢钠250 g,混匀,用蒸馏水喷雾均匀润湿后以12目筛制粒,70 ℃干燥,整粒,制得碱性颗粒。

3. 取剩余的糖粉1 250 g,加入山楂浓缩液,混合均匀(如太干可加适量蒸馏水),过12目筛制粒,在70 ℃干燥,整粒,制得山楂颗粒。

4. 将碱性颗粒与山楂颗粒合并,喷雾加入适量的香精,再加入柠檬酸混合均匀,过12目筛3～4次后,分装于塑料袋内,每袋30 g。

【用途】理气、健脾、助消化及清凉解渴。用于夏季高温作业时防暑、解渴,食欲缺乏、消化不良及高热患者当饮料用。亦可当清凉汽水。

【注意事项】分别制备酸、碱颗粒,干燥后再混合。

(四)养血愈风酒颗粒

【处方】
防风	60 g	秦艽	60 g
蚕沙	60 g	萆薢	60 g
羌活	30 g	陈皮	30 g
苍耳子	60 g	当归	60 g
杜仲	90 g	川牛膝	60 g
红花	30 g	白茄根	120 g

鳖甲(炙) 30 g　　　　白术(炒) 60 g
枸杞子　120 g　　　　白糖　1.2 kg

【制法】将防风、枸杞子等15味药粉碎成粗粉,用5倍量50%乙醇按渗漉法提取,滤液回收乙醇并浓缩至稠膏约240 g。取稠膏与糖粉(60目)搅拌均匀,过一号筛(14～16目),制成颗粒,低温干燥。整粒时喷洒食用香精,密封桶内,2 d后分装。每袋50 g。

【用途】祛风,活血。用于风寒引起的四肢酸麻,筋骨疼痛,腰膝软弱等症。

【注意事项】

1. 酒溶性颗粒剂的制法　多采用渗漉法、浸渍法、回流法等方法提取,以60%左右的乙醇或欲饮度数的白酒为溶剂,提取液回收乙醇后,蒸发浓缩至稠膏状,加入适宜的辅料,制软材,制颗粒,干燥,整粒,包装。

2. 酒溶性颗粒剂　处方中饮片的有效成分应溶于稀醇中。所加辅料应溶于白酒,常用蔗糖或其他可溶性矫味剂。本品每袋用白酒0.5 kg溶解,服用量每次不得超过120 g。高血压患者及孕妇忌用。

(五)颗粒剂的质量检查

1. 粒度　除另有规定外,照粒度分布测定法(通则0982第二法双筛分法)测定,不能通过一号筛与能通过五号筛的总和不得超过15%。

附通则0982(第二法双筛分法):筛分法一般分为手动筛分法、机械筛分法与空气喷射筛分法。手动筛分法和机械筛分法适用于测定大部分粒径大于75 μm的样品。对于粒径小75 μm的样品,则应采用空气喷射筛分法或其他适宜的方法。机械筛分法是采用机械方法或电磁方法,产生垂直振动、水平圆周运动、拍打、拍打与水平圆周运动相结合等振动方式。空气喷射筛分法则采用流动的空气流带动颗粒运动。筛分试验时需注意环境湿度,防止样品吸水或失水。对产生静电的样品,加入0.5%胶质二氧化硅和(或)氧化铝等抗静电剂,以减小静作用产生的影响。

(1)手动筛分法:有以下2种。

1)单筛分法。称取各品种项下规定的供试品,置于规定号的药筛中(筛下配有密合的接收容器),筛上加盖。按水平方向旋转振摇至少3 min,并不时在垂直方向叩筛。取筛下的颗粒及粉末,称定重量,计算其所占比例(%)。

2)双筛分法。取单剂量装的5袋(瓶)或多剂量装的1袋(瓶),称定重量,置剂型或品种项下规定的上层(孔径的)药筛中(下层的筛下配有密合的接收容器),持水平状态过筛,左右,边筛动边拍打3 min。取不通过孔径筛和通过小孔径筛的颗粒及粉末,称定重量,计算其所占比例(%)。

(2)机械筛分法:除另有规定外,取直径为200 mm规定号的药筛和接收容器,称定重量,根据供试品容积密度,称取供试品25～100 g,置最上层(孔径最大的)药筛中(最下层的筛下配有密合的接收容器),筛上加盖。设定振动方式和振动频率,振动

5 min。取各药筛与接收容器,称定重量,根据筛分后的重量差计算各药筛上和接收容器内颗粒及粉末所占比例(%)。重复上述操作直至连续2次筛分后,各药筛上遗留颗粒及粉末重量的差不超过前次遗留颗粒及粉末重量的5%或2次重量的差值不大于0.1 g;若某一药筛上遗留颗粒及粉末的重量小于供试品取样量的5%,则药筛连续2次的重量差应不超过20%。

(3)空气喷射筛分法:每次筛分时仅用一个药筛。如需测定颗粒小分布,应从孔径最小的药筛开始顺序进行。除另有规定外,取直径为200 mm规定号的药筛,称定重量,根据供试品的容积密度,称取供试品25~100 g,置药筛中,筛上加盖。设定压力,喷射5 min。取药筛,称定重量,根据筛分前后的重量差异计算药筛上颗粒及粉末所占比例(%)。重复上述操作,粒度和粒度分布测定法(通则0982)连续2次筛分后,药筛上遗留颗粒及粉末重量的差不超过前次遗留颗粒及粉末重量的5%或2次重量的差值不大于0.1 g;若药筛上遗留的颗粒及粉末重量小于供试品取样量的5%,则连续2次的重量差应不超过20%。

2. 水分　中药颗粒剂照水分测定法(通则0832)测定,除另有规定外,水分不得超过8.0%。

3. 干燥失重　除另有规定外,化学药品和生物制品颗粒剂照干燥失重测定法(通则0831)测定,于105 ℃干燥(含糖颗粒应在80 ℃减压干燥)至恒重,减失重量不得超过2.0%。

4. 溶化性　除另有规定外,颗粒剂照下述方法检查,溶化性应符合规定。

(1)可溶颗粒检查法:取供试品10 g(中药单剂量包装取1袋),加热水200 mL,搅拌5 min,立即观察,可溶颗粒应全部溶化或轻微浑浊。

(2)泡腾颗粒检查法:取供试品3袋,将内容物分别转移至盛有200 mL水的烧杯中,水温为15~25 ℃,应迅速产生气体而呈泡腾状,5 min内颗粒均应完全分散或溶解在水中。颗粒剂按上述方法检查,均不得有异物,中药颗粒还不得有焦屑。

(3)混悬颗粒以及已规定检查溶出度或释放度的颗粒剂可不进行溶化性检查。

5. 装量差异　单剂量包装的颗粒剂按下述方法检查,应符合规定。

检查法:除另有规定外,取供试品10袋(瓶),除去包装,分别精密称定每袋(瓶)内容物的重量,求出内容物的装量与平均装量。每袋(瓶)装量与平均装量相比较[凡无含量测定的颗粒剂或有标示装量的颗粒剂,每袋(瓶)装量应与标示装量比较],按表中的规定,超出装量差异限度的颗粒剂不得多于2袋(瓶),并不得有1袋(瓶)超出装量差异限度的1倍(表4-1)。

表 4-1 单剂量包装的颗粒剂装量差异限度

标示装量(常数 a)	装量差异限度
$a \leq 1.0$ g	±10%
1.0 g$<a \leq 1.5$ g	±8%
1.5 g$<a \leq 6.0$ g	±7%
$a<6.0$ g	±5%

注：凡规定检查含量均匀度的颗粒剂，一般不再进行装量差异的检查。

6. 装量　多剂量包装的颗粒剂，照最低装量检查法（通则0942）检查，应符合规定。

7. 微生物限度　以动物、植物、矿物质来源的非单体成分制成的颗粒剂，生物制品颗粒剂，照非无菌产品微生物限度检查：微生物计数法（通则1105）和控制菌检查法（通则1106）及非无菌药品微生物限度标准（通则1107）检查，应符合规定。规定检查杂菌的生物制品颗粒剂，可不进行微生物限度检查。

实验结果与讨论

1. 填写各颗粒剂质量检查结果（表4-2）。

表 4-2 颗粒剂质量检查结果

名称	性状	粒度	水分	溶化性	装量差异	产率
感冒清热颗粒						
六味地黄颗粒						
山楂泡腾颗粒						
养血愈风酒颗粒						

2. 讨论颗粒剂制备过程中的注意事项。

思考题

1. 颗粒剂的种类有哪些？
2. 制颗粒时如何确定加入乙醇的浓度？
3. 颗粒剂处方中含有挥发性成分，应如何处理？

实验五　滴丸剂的制备

实验目的

1. 掌握　滴制法制备滴丸剂的方法与操作要点。
2. 熟悉　滴丸剂中原辅料的处理原则。
3. 了解　滴丸剂的制备原理及影响质量的因素。

实验原理

滴丸剂是指原料药物与适宜的基质加热熔融混匀,滴入不相混溶、互不作用的冷凝介质中制成的球形或类球形制剂。滴丸剂常用基质有水溶性基质,如聚乙二醇6000、聚乙二醇4000、硬脂酸钠和甘油明胶;非水溶性基质,如硬脂酸、单硬脂酸甘油酯、虫蜡、氢化植物油等。水溶性基质常用液状石蜡、甲基硅油、植物油等作冷却剂,非水溶性基质常用水或适宜浓度的乙醇作冷却剂。

实验器材

1. 实验仪器　烧杯,恒温水浴锅,温度计,滴丸机等。
2. 实验材料　氯霉素、苏合香、冰片、聚乙二醇6000,液状石蜡,甲基硅油等。

实验内容

(一)氯霉素滴丸

【处方】氯霉素　　　　　　　　　17 g

聚乙二醇6000	34 g

【制法】取氯霉素与聚乙二醇6000置烧杯中,水浴熔融,搅拌均匀,加至80 ℃保温储液器中,滴入液状石蜡冷却剂中,冷凝成丸。取出滴丸,摊在纸上,吸去滴丸表面的液状石蜡,自然干燥即得。

【用途】氯霉素耳用滴丸具有抗菌消炎作用,用于治疗化脓性中耳炎。

(二)苏冰滴丸

【处方】
苏合香	5 g
冰片	10 g
聚乙二醇6000	35 g

【制法】取聚乙二醇6000置烧杯中,水浴加热至全部熔融,加入苏合香及冰片,搅拌至熔化。将熔融的药液转移至滴丸机的贮液器中,80~85 ℃保温,调节滴出口与冷却剂间的距离,控制滴速为30~50滴/min,待滴丸完全冷却后,取出滴丸,摊于滤纸上,擦去表面附着的液状石蜡,装于瓶中即得。每粒重50 mg。

【注意事项】采用滴制法制备苏冰滴丸,滴丸机的温度控制需适当,注意贮液器的温度与滴头部分的温度应能保证药物呈均匀分散状态,冷却剂温度应能保证药物与基质冷却成丸,实验结束需及时清理,防止药物堵塞仪器。

(三)滴丸剂的质量检查

1. 外观检查 圆整均匀,色泽一致。
2. 重量差异 除另有规定外,滴丸剂照下述方法检查,应符合规定。

检查法:取供试品20丸,精密称定总重量,求得平均丸重后,再分别精密称定每丸的重量。每丸重量与标示丸重相比较(无标示丸重的,与平均丸重比较),按规定,超出重量差异限度的不得多于2丸,并不得有1丸超出限度1倍(表5-1)。

表5-1 滴丸剂的重量差异限度

标示丸重或平均丸重(常数 a)	重量差异限度
$a \leq 0.03$ g	±15%
0.03 g < a ≤ 0.1 g	±12%
0.1 g < a ≤ 0.3 g	±10%
a > 0.3 g	±7.5%

3. 装量差异和装量 依法检查,应符合规定。
4. 溶散时限 除另有规定外,取供试品6丸,选择适当孔径筛网的吊篮(丸剂直径在2.5 mm以下的用孔径约0.42 mm的筛网;在2.5~3.5 mm的用孔径约1.0 mm的筛网;在3.5 mm以上的用孔径约2.0 mm的筛网),照崩解时限检查法(通则0921)片

剂项下的方法不加挡板进行检查。滴丸剂不加挡板检查,应在 30 min 内全部溶散,包衣滴丸应在 1 h 内全部溶散。操作过程中如供试品黏附挡板妨碍检查时,应另取供试品 6 丸,以不加挡板进行检查。上述检查,应在规定时间内全部通过筛网。如有细小颗粒状物未通过筛网,但已软化且无硬心者可按符合规定论。

5. 微生物限度　照微生物计数法(通则 1105)和控制菌检查法(通则 1106)及非无菌药品微生物限度标准(通则 1107)检查,应符合规定。

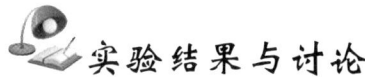实验结果与讨论

1. 填写滴丸剂质量检查结果(表 5-2)。

表 5-2　滴丸剂质量检查结果

名称	性状	重量差异	丸重	溶散时限
氯霉素滴丸				
苏冰滴丸				

2. 将实验结果与其他实验小组的实验结果进行对比讨论。

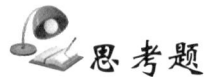思考题

1. 滴丸剂有何特点？如何选择滴丸的基质？
2. 制备滴丸剂时应注意哪些问题？

实验六　胶囊剂的制备

实验目的

1. 掌握　硬胶囊、软胶囊剂的制备工艺及注意事项。
2. 熟悉　硬胶囊、软胶囊剂的质量要求与质量检查方法。

实验原理

胶囊剂是指原料药物或与适宜辅料充填于空心胶囊或密封于软质囊材中制成的固体制剂,可分为硬胶囊、软胶囊(胶丸)、缓释胶囊、控释胶囊和肠溶胶囊,主要供口服用。

硬胶囊(通称为胶囊)是指采用适宜的制剂技术,将原料药物或加适宜辅料制成的均匀粉末、颗粒、小片、小丸、半固体或液体等,充填于空心胶囊中的胶囊剂。软胶囊是指将一定量的液体原料药物直接包封,或将固体原料药物溶解或分散在适宜的辅料中制备成溶液、混悬液、乳状液或半固体,密封于软质囊材中的胶囊剂,可用滴制法或压制法制备。软质囊材一般是由明胶、甘油或其他适宜的药用辅料单独或混合制成。

胶囊剂可掩盖药物的不良嗅味或提高药物的稳定性;一般生物利用度高于丸剂、片剂等剂型;可弥补其他固体剂型的不足,将液体药物固体剂型化;延缓或定位释放药物等。但是下列药物不适宜制成胶囊剂:能溶解胶囊壁的液体药物,如药物的水溶液或乙醇溶液;易溶性及小剂量的刺激性药物;容易风化的药物;吸湿性强的药物。

明胶空心胶囊是由胶囊用明胶加辅料制成的空心硬胶囊。主要的成囊材料是明胶,通常还需加入增塑剂甘油、增稠剂琼脂、遮光剂二氧化钛、着色剂、防腐剂等。明胶空心胶囊有000、00、0、1、2、3、4、5等规格,其中0~5号较为常用。

硬胶囊剂的填充方式分为手工法和自动填充机法两种。小量生产时,常用手工填充药物,大量生产则采用自动填充机法。自动填充机法分为螺旋钻压填充法、栓塞运动填充法、药粉自由流入填充法和将药物压成单位量后再填充法等。

胶囊剂在制备过程中易出现装量差异超限、吸潮等质量问题,可通过添加适宜的辅料、防潮包衣、铝塑包装等方式改进。胶囊剂应整洁,不得有黏结变形、渗漏或囊壳破裂等现象,应无异臭。胶囊剂的微生物限度应符合要求。

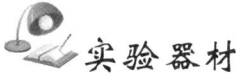

实验器材

1. 实验仪器　胶囊自动填充机,崩解仪,电子天平,烘箱,电陶炉,烧杯,药筛,搪瓷盘,乳钵等。
2. 实验材料　饮片,明胶空心胶囊,淀粉,聚山梨酯80,植物油,乙醇等。

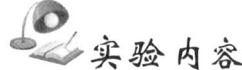

实验内容

(一)双黄连胶囊

【处方】金银花　　　　　　　1 875 g
　　　　黄芩　　　　　　　　1 875 g
　　　　连翘　　　　　　　　3 750 g

【制法】以上3味,黄芩加水煎煮3次,第1次2 h,第2、3次每次1 h,合并煎液,滤过,滤液浓缩至相对密度为1.05~1.10(80 ℃),于80 ℃时用2 mol/L盐酸溶液调节pH值至1.0~2.0,保温1 h,静置24 h,滤过,沉淀物用水洗至pH值为5.0,再用70%乙醇洗至pH值为7.0,低温干燥,备用。金银花、连翘加水温浸30 min,煎煮2次,每次1.5 h,煎液滤过,滤液合并,浓缩至相对密度为1.20~1.25(75~80 ℃),冷却至40 ℃时,搅拌下缓缓加入乙醇,使含醇量达75%,充分搅拌,静置12 h,滤取上清液,残渣加75%乙醇适量,搅匀,静置12 h,滤过,合并乙醇液,回收乙醇至无醇味,加入上述黄芩提取物,并加水适量,搅拌使混悬,用40% NaOH溶液调节pH值至7.0,搅匀,浓缩成稠膏,低温干燥,粉碎,加适量淀粉,混匀,或制颗粒,干燥,装入胶囊,制成1 000粒,即得。

【用途】疏风解表,清热解毒。用于外感风热所致的感冒,症见发热、咳嗽、咽痛。口服,每次4粒,每日3次;小儿酌减或遵医嘱。每粒装0.4 g。密封贮藏。

(二)藿香正气软胶囊

【处方】陈皮　　　　195 g　　　　　白芷　　　　293 g
　　　　大腹皮　　　293 g　　　　　甘草浸膏　　24.4 g
　　　　紫苏叶油　　0.98 mL　　　　苍术　　　　195 g
　　　　厚朴(姜制)　195 g　　　　　茯苓　　　　293 g
　　　　生半夏　　　195 g　　　　　广藿香油　　1.95 mL

【制法】以上10味,苍术、陈皮、厚朴、白芷用乙醇提取2次,合并醇提取液,浓缩成清膏。茯苓、大腹皮加水煎煮2次,煎液滤过,滤液合并;生半夏用冷水浸泡,每8 h换水1次,泡至透心后,另加干姜16.5 g加水煎煮2次,煎液滤过,滤液合并,合并2次滤液,浓缩后醇沉,取上清液浓缩成清膏;甘草浸膏打碎后水煮化开,醇沉,取上清液浓缩制成清膏。将上述各清膏合并,加入广藿香油、紫苏叶油与适量辅料,混匀,制成软胶囊1 000粒,即得。

【用途】解表化湿,理气和中。用于外感风寒、内伤湿滞或夏伤暑湿所致的感冒,症见头痛昏重、胸膈痞闷、脘腹胀痛、呕吐泄泻;胃肠型感冒见上述证候者。口服。每次2～4粒,每日2次。每粒装0.45 g。密封,置阴凉干燥处。

(三)胶囊剂的质量检查

1. **水分** 中药硬胶囊剂应进行水分检查。取供试品内容物,照水分测定法(通则0832)测定。除另有规定外,不得超过9.0%。硬胶囊内容物为液体或半固体者不检查水分。

2. **装量差异** 除另有规定外,取供试品20粒(中药取10粒),分别精密称定重量,倾出内容物(不得损失囊壳),硬胶囊囊壳用小刷或其他适宜的用具拭净;软胶囊或内容物为半固体或液体的硬胶囊囊壳用乙醚等易挥发性溶剂洗净,置通风处使溶剂挥尽,再分别精密称定囊壳重量,求出每粒内容物的装量与平均装量。每粒装量与平均装量相比较(有标示装量的胶囊剂,每粒装量应与标示装量比较),超出装量差异限度的不得多于2粒,并不得有1粒超出限度1倍。装量差异限度±10%。凡规定检查含量均匀度的胶囊剂,一般不再进行装量差异的检查。

3. **崩解时限** 除另有规定外,照崩解时限检查法(通则0921)检查,均应符合规定。

(1)硬胶囊或软胶囊,除另有规定外,取供试品6粒,按片剂的装置与方法(化药胶囊如漂浮于液面,可加挡板;中药胶囊加挡板)进行检查。硬胶囊应在30 min内全部崩解;软胶囊应在1 h内全部崩解,以明胶为基质的软胶囊可改在人工胃液中进行检查。如有1粒不能完全崩解,应另取6粒复试,均应符合规定。

(2)肠溶胶囊,除另有规定外,取供试品6粒,按上述装置与方法,先在盐酸溶液(9→1 000)中不加挡板检查2 h,每粒囊壳均不得有裂缝或崩解现象;继将吊篮取出,用少量水洗涤后,每管加入挡板,再按上述方法,改在人工肠液中进行检查,1 h内应全部崩解。如有1粒不能完全崩解,应另取6粒复试,均应符合规定。

(3)结肠肠溶胶囊,除另有规定外,取供试品6粒,按上述装置与方法,先在盐酸溶液(9→1 000)中不加挡板检查2 h,每粒囊壳均不得有裂缝或崩解现象;将吊篮取出,用少量水洗涤后,再按上述方法,在磷酸盐缓冲液(pH值6.8)中不加挡板检查3 h,每粒囊壳均不得有裂缝或崩解现象;再将吊篮取出,用少量水洗涤后,每管加入挡板,再按上述方法,改在磷酸盐缓冲液(pH值7.8)中检查,1 h内应全部崩解。如有1粒不能完全崩解,应另取6粒复试,均应符合规定。

凡规定检查溶出度或释放度的胶囊剂,一般不再进行崩解时限的检查。

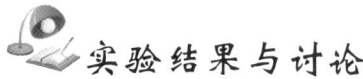

实验结果与讨论

1. 填写胶囊剂质量检查结果(表6-1)。

表6-1 胶囊剂质量检查结果

名称	性状	水分	装量差异	崩解时限
双黄连胶囊				
藿香正气软胶囊				

2. 讨论胶囊剂制备过程中的注意事项。

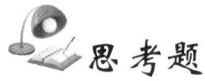

思考题

1. 胶囊剂的优缺点有哪些?
2. 哪些药物不适宜制成胶囊剂?
3. 影响胶囊剂装量差异的因素有哪些?

实验七　片剂的制备

实验目的

1. 掌握　片剂的制备工艺及操作注意事项。
2. 熟悉　片剂的质量要求和常规质量检查方法；压片机的基本构造、性能及其使用与保养。

实验原理

片剂是指原料药物或与适宜的辅料制成的圆形或异形的片状固体制剂，片剂种类较多，具有剂量准确、质量稳定、服用方便、生产效率高等优点。中药片剂是指中药提取物、中药提取物加中药细粉或中药细粉与适宜的辅料混匀压制而成的圆片状或异形片状的剂型，可分为浸膏片、半浸膏片和全粉末片等。全粉末片是指将处方中全部中药粉碎成细粉作为原料，加适宜的辅料制成的片剂；浸膏片是指将中药用适宜的溶剂和方法提取制成浸膏，以全量浸膏制成的片剂；半浸膏片是指将部分中药细粉与稠浸膏混合制成的片剂，如感冒片、银翘解毒片等，此类型片剂在中药片剂中占的比例最大。

片剂的制备方法有制粒压片、结晶直接压片和粉末直接压片等，制粒压片又分为干法制粒压片和湿法制粒压片。目前，以湿法制粒压片较为常用，湿法制粒压片的工艺如下。

1. 原辅料的处理　化学药物原辅料在混合前一般要先经粉碎、过筛、混合等操作。主药为难溶性药物时，必须有足够的细度以保证混合均匀及溶出度符合要求。若药物用量较少，与辅料量相差悬殊时，可用等量递增法混合。中药原料应根据中药饮片所含有效物质的性质进行浸提、分离、精制处理，挥发性或遇热易分解的药物活性成分，在药料处理过程中应避免高温。用量极少的贵重药、毒性药，某些含有少量芳香挥发性成分药材宜粉碎成细粉，过五至六号筛。

2. 制粒　应根据药物的性质选择润湿剂或黏合剂的种类。制软材时要控制润湿剂或黏合剂的用量,使软材达到"握之成团、轻压即散"的程度。制粒时,应根据片重选择制粒筛,一般大片(0.3~0.5 g)选用14~16目,小片(0.3 g以下)选用18~20目制粒。

3. 干燥及整粒　湿颗粒应根据主药和辅料的性质于适宜温度(60~80 ℃)下干燥。对湿、热稳定的药物,干燥温度可适当提高。干燥过程中要经常翻动。干燥后的颗粒须再进行整粒,整粒时筛网孔径应与制粒用筛网孔径相同或略小。整粒后加入热敏性药物、润滑剂、崩解剂等辅料,混匀,压片。

4. 压片　一般片重为0.5 g左右的片剂,选用12 mm冲模;0.4 g左右,选用10 mm冲模;0.3 g左右,选用8 mm冲模;0.1~0.2 g,选用6 mm冲模;0.1 g以下,选用5.0~5.5 mm冲模。根据药物密度不同,再进行适当调整。

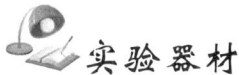

实验器材

1. 实验仪器　单冲压片机或旋转式压片机,制粒机,制粒筛,升降式崩解仪,溶出仪,硬度计,脆碎度测定仪,电子天平,烘箱等。

2. 实验材料　阿司匹林、对乙酰氨基酚、咖啡因、板蓝根、野菊花、土牛膝、贯众等饮片,聚乙烯吡咯烷酮,淀粉,滑石粉,乙醇,蒸馏水等。

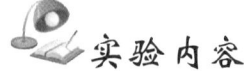

实验内容

(一)复方阿司匹林片

【处方】阿司匹林(粒状结晶)　　　　22.8 g
　　　　对乙酰氨基酚(细粉)　　　　16.2 g
　　　　咖啡因(细粉)　　　　　　　3.5 g
　　　　淀粉　　　　　　　　　　　6.6 g
　　　　淀粉浆(10%)　　　　　　　适量
　　　　滑石粉　　　　　　　　　　5%
　　　　　　　　　　　　　　　　　共制成100片

【制法】称取对乙酰氨基酚、咖啡因、淀粉混匀,加淀粉浆制成均匀的软材,采用14~16目筛制粒,湿颗粒70 ℃干燥,测定含水量。干颗粒过12~14目筛整粒。将此颗粒与阿司匹林结晶混合,加滑石粉,充分混匀,压片。

【用途】解热镇痛。用于发热、头痛、神经痛、牙痛等。

(二)对乙酰氨基酚片

【处方】　　　　　　每片含量　　　　1 000片用量

对乙酰氨基酚	300 mg	300 g
聚乙烯吡咯烷酮	22.5 mg	22.5 g
乳糖	61.75 mg	61.75 g
硬脂酸	9 mg	9 g
滑石粉	13.5 mg	13.5 g
淀粉	43.25 mg	43.25 g
乙醇	4.5 mL	4.5 L

【制法】将对乙酰氨基酚、聚乙烯吡咯烷酮和乳糖混合,过40目筛,缓慢加入乙醇,混合均匀,制软材,40目筛制颗粒。湿颗粒于40 ℃干燥过夜。干颗粒过20目筛,将硬脂酸、滑石粉和淀粉过60目筛,筛入颗粒中,翻动颗粒混合均匀,压片。

(三)感冒片

【处方】
板蓝根	250 g(其中粉料30 g,膏料220 g)
野菊花	125 g(其中粉料50 g,膏料75 g)
土牛膝	125 g(膏料)
贯众	125 g(膏料)
滑石粉	适量

【制法】

1. 粉料 取板蓝根40 g、野菊花70 g,研粉,过六号筛,分别称取板蓝根细粉30 g、野菊花细粉50 g,备用。

2. 膏料 取膏料药物置于不锈钢锅内,加6倍量水煮沸60 min,用六号筛滤过,药渣再加4倍量水煮沸60 min,同法滤过,合并滤液,浓缩至约200 mL。

3. 醇处理 根据滤液体积,加入乙醇,使含醇量达70%,冷藏静置24 h以上。

4. 浓缩收膏 吸取上清液,下层液抽滤,合并,药液减压回收乙醇至小体积,移至蒸发皿中,置水浴上继续浓缩至约70 g。

5. 混合粉料 将板蓝根、野菊花粉混合均匀。

6. 制颗粒 将粉料至搪瓷盘内,加入热浸膏迅速拌匀,制成软材,于一号筛上挤出制粒,颗粒摊于搪瓷盘内,置烘箱中60~70 ℃烘干。

7. 压片 按干燥颗粒重量加入3%的滑石粉,混匀,用一号筛整粒,压片,即得。0.3 g/片。

【用途】清热解毒。用于感冒初起,恶寒发热,头痛鼻塞,咽喉肿痛等。

(四)片剂的质量检查

1. 外观检查 应完整光洁,色泽均匀;应有适宜的硬度。

2. 重量差异 取本品20片,精密称定总量并求得平均片重后,再分别精密称定每片的重量,每片的重量与平均片重相比较,超出重量差异限度的不得多于2片,并不得有1片超过重量差异限度的1倍。片重0.30 g以下,重量差异限度为±7.5%;0.30 g

或 0.30 g 以上,重量差异限度为±5.0%。

3. 崩解时限　除另有规定外,取供试品 6 片,分别置于上述吊篮的玻璃管中,启动崩解仪进行检查,各片均应在规定时间内全部崩解。如有 1 片不能完全崩解,应另取 6 片复试,均应符合规定。中药浸膏片、半浸膏片和全粉片,按上述装置,每管加挡板 1 块,启动崩解仪进行检查,全粉片各片均应在 30 min 内全部崩解,浸膏(半浸膏)片各片均应在 1 h 内全部崩解。如果供试品黏附挡板,应另取 6 片,不加挡板按上述方法检查,应符合规定。如有 1 片不能完全崩解,应另取 6 片复试,均应符合规定。凡规定检查溶出度或释放度,以及供咀嚼的片剂,可不进行崩解时限检查(表 7-1)。

表 7-1　片剂崩解时限

片剂类型	崩解时限/min
普通压制片(素片)	15
中药全粉末片	30
中药浸膏片、半浸膏片、糖衣片	60
薄膜衣片[在盐酸溶液(9→1 000)中进行检查]	化药 30,中药 60
肠溶衣片[先在盐酸溶液(9→1 000)中进行检查,2 h 无变化,再在 pH 值为 6.8 磷酸盐缓冲液中进行检查]	60

4. 硬度　采用硬度计测定,应符合要求。

5. 脆碎度　片重为 0.65 g 或以下者取若干片,使其总重约为 6.5 g;片重大于 0.65 g 者取 10 片。用吹风机吹去片剂脱落的粉末,精密称重后置于圆筒中,转动 100 次取出,同法除去粉末,精密称重,减失重量不得超过 1%,且不得检出断裂、龟裂及粉碎的片剂。本试验一般仅作 1 次。如减失重量超过 1% 时,应复测 2 次,3 次的平均减失重量不得超过 1%,并且不得检出断裂、龟裂及粉碎的片剂。

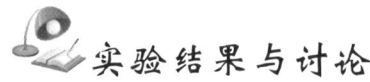

实验结果与讨论

1. 填写各片剂质量检查结果(表 7-2)。

表7-2 片剂质量检查结果

名称	外观	重量差异	崩解时限/min	硬度/N	脆碎度/%
复方阿司匹林片					
对乙酰氨基酚片					
感冒片					

2.将本组实验结果与其他实验小组的实验结果进行对比讨论。

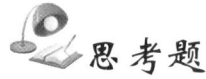思考题

1.制备片剂时为何要制颗粒？湿法制粒压片制颗粒的方法有哪几种？
2.影响片剂硬度、崩解度和重量差异的因素有哪些？
3.压制复方阿司匹林片时,应如何选择润滑剂？

实验八　膜剂与涂膜剂的制备

实验目的

1. 掌握　膜剂与涂膜剂的制备方法。
2. 熟悉　膜剂与涂膜剂成膜材料的种类与性能。
3. 了解　膜剂与涂膜剂制备时容易出现的问题及解决方法。

实验原理

膜剂是指药物与适宜的成膜材料经加工制成的膜状制剂。膜剂可适用于口服、舌下、眼结膜囊、口腔、阴道、体内植入、皮肤和黏膜创伤、烧伤或炎症表面等各种途径和方法给药,以发挥局部或全身作用。具有无粉末飞扬、成膜材料用量少、含量准确、稳定性好、起效快等优点。

膜剂成型的关键之一是成膜材料,常用的成膜材料有天然或合成的高分子材料。天然高分子材料如明胶、玉米朊、琼脂、阿拉伯胶等,合成高分子材料如聚乙烯醇、乙烯-醋酸乙烯衍生物、纤维素衍生物等。膜剂除主药和成膜材料外,还需加入增塑剂(甘油、丙二醇等)、填充剂(淀粉、碳酸钙等)、着色剂、遮光剂(二氧化钛)、矫味剂(蔗糖、甜叶菊苷等)、表面活性剂等。

膜剂的制备方法主要为涂膜法,其工艺流程:处方拟定→成膜材料和浆液的配制→加入药物及着色剂→脱泡→涂膜→干燥→含量测定→划痕分割→质检→包装。

膜剂在生产与贮藏期间应符合下列规定:成膜材料及其辅料应无毒、无刺激性、性质稳定、与原料药物兼容性良好。原料药物如为水溶性,应与成膜材料制成具有一定黏度的溶液;如为不溶性原料药物,应粉碎成极细粉,并与成膜材料等混合均匀。膜剂外观应完整光洁、厚度一致、色泽均匀、无明显气泡。多剂量的膜剂,分格压痕应均匀清晰,并能按压痕撕开。膜剂所用的包装材料应无毒性、能够防止污染、方便使用,并不能与原料药物或成膜材料发生理化作用。除另有规定外,膜剂应密封贮存,防止受潮、发霉和变质。

涂膜剂是指原料药物溶解或分散于含成膜材料的溶剂中,涂搽患处后形成薄膜的外用液体制剂。涂膜剂用时涂布于患处,有机溶剂迅速挥发,形成薄膜保护患处,并缓慢释放药物起治疗作用。一般用于无渗出液的损害性皮肤病等。涂膜剂常用的成膜材料有聚乙烯醇、聚乙烯吡咯烷酮、乙基纤维素和聚乙烯醇缩甲乙醛等;增塑剂有甘油、丙二醇、三乙酸甘油酯等;溶剂为乙醇等。必要时可加其他附加剂,所加附加剂对皮肤或黏膜应无刺激性。涂膜剂应稳定,根据需要可加入抑菌剂或抗氧剂。除另有规定外,应采用非渗透性容器和包装,避光,密闭贮存。一般情况下,涂膜剂在启用后最多可使用4周。

涂膜剂用于烧伤治疗如为非无菌制剂的,应在标签上标明"非无菌制剂";产品说明书中应注明"本品为非无菌制剂",同时在适应证下应明确"用于程度较轻的烧伤(Ⅰ度或浅Ⅱ度)";注意事项下规定"应遵医嘱使用"。

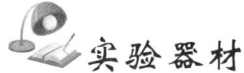
实验器材

1. 实验仪器　光洁玻璃板,自动铺板机,恒温水浴锅,烧杯,电子天平等。
2. 实验材料　聚乙烯醇17-88,聚乙烯醇05-88,聚乙烯醇04-86,聚乙烯醇124,药膜树脂04,壬苯基聚乙二醇醚,替硝唑,氧氟沙星,硝酸(或盐酸)毛果芸香碱,羧甲基纤维素钠,盐酸丁卡因,盐酸肾上腺素,联苯苄唑,间苯二酚,透骨草,红花,伸筋草,薄荷脑,乙醇,蒸馏水,甘油等。

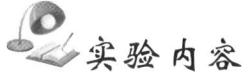
实验内容

(一)复方替硝唑口腔膜剂

【处方】
替硝唑	0.2 g
氧氟沙星	0.5 g
聚乙烯醇17-88	10.0 g
羧甲基纤维素钠	1.5 g
甘油	2.5 g
蒸馏水	加至100 g

【制法】先将聚乙烯醇17-88、羧甲基纤维素钠分别加适量蒸馏水浸泡过夜、水浴加热溶解。将替硝唑溶于15 mL热蒸馏水中,氧氟沙星加适量稀醋酸(10 mL)溶解后加入,加甘油、蒸馏水补至足量。50 ℃保温静置脱气泡,涂膜,干燥,脱膜,切割,包装,即得。

【用途】用于湿热性口腔溃疡、复发性口腔溃疡及疱疹性口炎。

(二)毛果芸香碱膜剂

【处方】硝酸(或盐酸)毛果芸香碱　　　　15 g
聚乙烯醇 05-88　　　　　　　　　28 g
甘油　　　　　　　　　　　　　　2 g
蒸馏水　　　　　　　　　　　　　30 mL

【制法】称取聚乙烯醇、蒸馏水、甘油溶胀,90 ℃水浴加热溶解,趁热用80目筛网过滤,滤液放冷后加入硝酸(或盐酸)毛果芸香碱,搅拌使溶解,涂膜,干燥(60 ℃),脱膜,切割,紫外线消毒30 min。

【用途】用于治疗青光眼,收缩瞳孔、降低青光眼的眼内压以及视网膜的分离,也用于对抗阿托品的散瞳作用。

(三)壬苯基聚乙二醇醚膜剂

【处方】壬苯基聚乙二醇醚　　　　　　　5.0 g
聚乙烯醇 04-86　　　　　　　　　12.5 g
甘油　　　　　　　　　　　　　　1.0 g
蒸馏水　　　　　　　　　　　　　20.0 g

【制法】称取壬苯基聚乙二醇醚、甘油和水,置烧杯中,微热、搅拌至溶解,冷却后加入聚乙烯醇,放置过夜。待聚乙烯醇完全润湿后,置水浴(低于70 ℃),加热至全部溶解,加入几滴正丁醇脱泡,制成膜料。50 ℃以下保温静置脱气泡,涂膜,干燥,脱膜,切割,包装,即得。

【用途】本品具有杀精子作用,外用避孕。送入阴道深处后不超过50 s即可溶解,接触面较栓剂大,显效迅速而确实。

(四)盐酸丁卡因涂膜剂

【处方】盐酸丁卡因　　　　　　　　　　30 g
盐酸肾上腺素　　　　　　　　　　10 mg
60%乙醇　　　　　　　　　　　　650 mL
聚乙烯醇 17-88　　　　　　　　　25 g
丙二醇　　　　　　　　　　　　　100 mL
纯化水　　　　　　　　　　　　　加至1 000 mL

【制法】取聚乙烯醇,加入蒸馏水约200 mL,充分溶胀后,加热使其溶解成胶浆液。另取60%乙醇,加入丙二醇搅拌均匀,加入盐酸丁卡因、肾上腺素,搅拌,待完全溶解后,加入聚乙烯醇胶浆液,边加边搅,混合均匀,即得。

【注解】盐酸丁卡因具有表面麻醉作用,作用较迅速,1~3 min即可见效,可维持20~40 min。盐酸肾上腺素可增加盐酸丁卡因的局麻作用,减少手术出血。聚乙烯醇是水溶性大分子成膜材料,无毒,成膜性好。本品成膜时间为1~2 min,pH值为5.0~6.0。

（五）复方联苯苄唑涂膜剂

【处方】联苯苄唑　　　　　　　　　　10 g
　　　　聚乙烯醇 124　　　　　　　　40 g
　　　　间苯二酚　　　　　　　　　　60 g
　　　　甘油　　　　　　　　　　　　100 g
　　　　纯化水　　　　　　　　　　　400 mL
　　　　乙醇　　　　　　　　　　　　加至 1 000 mL

【制法】取甘油、纯化水至烧杯中，混合均匀，将聚乙烯醇 124 撒布入溶剂中充分溶胀。另取联苯苄唑与间苯二酚分别溶于适量乙醇中，将上述 3 种溶液混合，添加乙醇至 1 000 mL，混合均匀，即得。

将产品分装于 60 mL 棕色玻璃瓶中。

【注解】联苯苄唑具有广谱抗真菌作用，间苯二酚能溶解角质层且具杀菌及防腐、止痒作用；两者合理配伍，药理作用增强，制成涂膜剂治疗手足癣，具有很好的疗效。聚乙烯醇 124 作为成膜材料，涂布成膜后所含药物能均匀地分布并缓慢释放，使药物作用持久而疗效显著。

（六）疏痛安涂膜剂

【处方】透骨草　　　　　　　　　　143 g
　　　　红花　　　　　　　　　　　48 g
　　　　伸筋草　　　　　　　　　　143 g
　　　　薄荷脑　　　　　　　　　　6.7 g

【制法】以上 4 味，除薄荷脑外，其余 3 味加水适量，用稀醋酸调 pH 值至 4～5，煎煮 3 次，每次 1 h。合并煎液，滤过，滤液浓缩至相对密度为 1.12～1.16，加乙醇使含醇量为 60%，放置过夜，滤过，备用。另取聚乙烯醇（药膜树脂 04）100 g，加 50% 乙醇适量使溶解，加入上述备用液，再加薄荷脑及甘油 8.3 g，搅拌混合均匀，加 50% 乙醇调整总量至 1 000 mL，即得。

【用途】舒筋活血，消肿止痛。用于头面部神经痛，面神经麻痹，急、慢性软组织损伤及其他部位神经痛。

【注意事项】

1. 聚乙烯醇（PVA）是目前常用的较为理想的成膜材料，是水溶性多羟基高分子聚合物，由聚醋酸乙烯酯经醇解而成的结晶性高分子材料。据醇解度、聚合度不同，有不同的规格与性质。PVA 浸泡溶胀时间应充分，否则溶解不完全。

2. 保温静置时，要使膜料中空气逸尽，则涂膜时不得搅拌，否则成膜后，膜中形成气泡。

3. 成膜后要注意控制干燥温度和时间。干燥不足或干燥过度，均可使脱膜困难。

4. 玻璃板要光洁，使用前可先涂抹少量脱膜剂，以免脱膜困难。但因成膜材料不同,对膜板的亲和力也不同。亲和力太小,浆液铺展困难,容易结聚成块;亲和力太大,则不易脱膜。一般可通过改换膜板或脱膜剂加以改善。

(七)膜剂的质量检查

1. 外观　膜剂外观应完整光洁,厚度一致,色泽均匀,无明显气泡。

2. 重量差异检查　除另有规定外,取膜片20片,精密称定总重量,计算平均膜重后,再分别精密称定每片膜的重量。每片膜的重量与平均膜重相比较,应符合规定(表8-1)。

表8-1　膜剂重量差异限度

平均膜重(常数 a)	重量差异限度
a≤0.02 g	±15%
0.02 g<a≤0.2 g	±10%
a>0.2 g	±7.5%

注:凡进行含量均匀度检查的膜剂,一般不再进行重量差异检查。

3. 微生物限度　除另有规定外,照非无菌产品微生物限度检查:微生物计数法(通则1105)和控制菌检查法(通则1106)及非无菌药品微生物限度标准(通则1107)检查,应符合规定。

(八)涂膜剂的质量检查

涂膜剂的质量检查应按现行《中国药典》通则0119涂膜剂项下的各项规定进行,除另有规定外,涂膜剂应进行装量、无菌和微生物限度检查,并应符合规定。

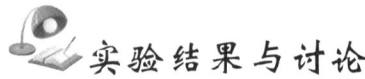
实验结果与讨论

1. 填定各膜剂质量检查结果(表8-2)。

表8-2　各膜剂质量检查结果

名称	性状	平均膜重	重量差异	微生物限度
复方替硝唑口腔膜剂				
毛果芸香碱膜剂				
壬苯基聚乙二醇醚膜剂				

2. 填写各涂膜剂质量检查结果(表8-3)。

表8-3 各涂膜剂质量检查结果

名称	性状	装量	微生物限度
盐酸丁卡因涂膜剂			
复方联苯苄唑涂膜剂			
疏痛安涂膜剂			

3. 如何控制膜剂的厚度及均匀性？

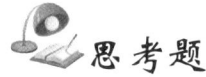
思考题

1. 膜剂常用的成膜材料有哪些？
2. 膜剂与涂膜剂制备中应注意哪些问题？
3. 膜剂制备中,如何防止气泡的产生？
4. 膜剂与涂膜剂质量检查项目有哪些？

实验九　软膏剂与乳膏剂的制备

实验目的

1. 掌握　不同类型软膏剂及乳膏剂的制备方法和操作关键。
2. 熟悉　药物加入基质中的方法以及不同类型基质对药物释放的影响。
3. 了解　软膏剂及乳膏剂的质量评定方法。

实验原理

软膏剂是指原料药物与油脂性或水溶性基质混合制成的均匀的半固体外用制剂。因原料药物在基质中分散状态不同,分为溶液型软膏剂和混悬型软膏剂。溶液型软膏剂为原料药物溶解(或共熔)于基质或基质组分中制成的软膏剂;混悬型软膏剂为原料药物细粉均匀分散于基质中制成的软膏剂。

乳膏剂是指原料药物溶解或分散于乳液型基质中形成的均匀半固体制剂。乳膏剂由于基质不同,可分为水包油型(O/W)乳膏剂和油包水型(W/O)乳膏剂。软膏剂基质可分为油脂性基质和水溶性基质。油脂性基质常用的有凡士林、石蜡、液状石蜡、硅油、蜂蜡、硬脂酸、羊毛脂等;水溶性基质主要有聚乙二醇、羧甲基纤维素钠等。

不同类型的软膏可根据药物和基质的性质、制备量及设备条件的不同而分别采用研合法、熔融法制备。若软膏基质比较软,在常温下通过研磨即能与药物均匀混合,可用研磨法。若软膏基质熔点不同,在常温下不能与药物均匀混合,或药物能在基质中溶解,多采用熔融法。乳化法是制备乳膏剂的方法。

眼用软膏剂的基质一般由黄凡士林、羊毛脂及液状石蜡组成。基质应纯净、无刺激性,并在150 ℃灭菌1 h,过滤备用。含固体药物时应研成极细粉,并用少量基质或液状石蜡研成细糊状,然后加其余的基质混合制成。制备用具均应灭菌,并在无菌操作柜中进行操作。

实验器材

1. 实验仪器 研钵,烧杯,电子天平,恒温水浴锅,试管,Franze 扩散池,温度计等。
2. 实验材料 水杨酸,盐酸克林霉素,单硬脂酸甘油酯,白凡士林,甘油,硬脂酸,液体石蜡,三乙醇胺,氢氧化钙,羧甲基纤维素钠,聚乙二醇400,聚乙二醇4000,卡波普940,琼脂等。

实验内容

(一)油脂性基质软膏

【处方】水杨酸　　　　　　　1 g
　　　白凡士林　　　　　　　20 g

【制法】称取白凡士林置于干燥烧杯中,在水浴上加热熔化,待温度降至60 ℃,加入水杨酸,边加边搅拌至凝固,即得。

(二)O/W 型基质乳膏

【处方1】水杨酸　　　　　2.0 g　　白凡士林　　　　　0.4 g
　　　　羊毛脂　　　　　2.4 g　　单硬脂酸甘油酯　　1.4 g
　　　　液状石蜡　　　　2.4 g　　硬脂酸　　　　　　4.8 g
　　　　三乙醇胺　　　　0.16 g　　甘油　　　　　　　1.4 g
　　　　对羟基苯甲酸乙酯　0.04 g　　吐温-80　　　　　0.04 g
　　　　蒸馏水　　　　　加至40.0 g

【制法】取白凡士林、羊毛脂、单硬脂酸甘油酯、硬脂酸、液状石蜡为油相,置于干燥烧杯中,水浴加热至70~80 ℃,使其熔融,保温备用。另将吐温-80、三乙醇胺、甘油、对羟基苯甲酸乙酯和蒸馏水置于另一烧杯中加热至70~80 ℃ 使其溶解,保温备用。在相同温度下将水相缓缓加入油相中,不断搅拌至乳白色半固体状,取水杨酸分次加入,搅拌均匀即得。

【注意事项】油相、水相先分别熔融或溶解后,相同温度下保温,然后再相互混合。

【处方2】水杨酸　　　　　2.0 g　　白凡士林　　　　　4.8 g
　　　　十八醇　　　　　3.2 g　　单硬脂酸甘油酯　　0.8 g
　　　　十二烷基硫酸铵　0.4 g　　甘油　　　　　　　2.8 g
　　　　对羟基苯甲酸乙酯　0.08 g　　蒸馏水　　　　　加至40.0 g

【制法】取白凡士林、十八醇、单硬脂酸甘油酯为油相,置于干燥烧杯中,水浴加热至 70～80 ℃,使其熔融,保温备用。另将十二烷基硫酸铵、甘油、对羟基苯甲酸乙酯、蒸馏水置另一烧杯中加热至 70～80 ℃使其溶解,保温备用。在相同温度下将水相缓缓加入油相中,不断搅拌至乳白色半固体状,取水杨酸分次加入,混合均匀即得。

(三) W/O 型基质乳膏

【处方1】
水杨酸	2.5 g	单硬脂酸甘油酯	0.85 g
蜂蜡	0.25 g	石蜡	3.75 g
硬脂酸	0.625 g	液状石蜡	20 mL
白凡士林	3.35 g	氢氧化钙	0.05 g
司盘-80	0.5 g(10滴)	蒸馏水	20.0 g

【制法】将单硬脂酸甘油酯、蜂蜡、石蜡、硬脂酸置于干燥烧杯中,水浴加热熔化,再加白凡士林、液状石蜡、司盘-80,加热至 80 ℃左右。另将氢氧化钙溶于加入蒸馏水中,并加热至 80 ℃左右(制成饱和水溶液,取上清液)。将水相加入油相中,边加边搅拌,至呈乳白色半固体,放置冷凝后分次加入水杨酸,混匀即得。

【注意事项】油相、水相先分别熔融或溶解后,相同温度下保温,然后再相互混合。

【处方2】
水杨酸	2.0 g	单硬脂酸甘油酯	4 g
石蜡	4 g	液状石蜡	20.0 g
白凡士林	2.0 g	司盘-40	0.2 g
乳化剂 OP	0.2 g	羟苯乙酯	0.08 g
纯化水	加至 40.0 g		

【制法】将单硬脂酸甘油酯、石蜡、液状石蜡、白凡士林、司盘-40、乳化剂 OP、羟苯乙酯置于干燥烧杯中,水浴加热熔化,加热至 80 ℃左右。另将纯化水加热至 80 ℃左右,将水相缓缓加入油相中,边加边搅拌,至呈乳白色半固体,搅拌至冷凝后分次加入水杨酸,混匀即得。

(四) 水溶性基质软膏

【处方1】
水杨酸	2.0 g
羧甲基纤维素钠	2.4 g
甘油	6.0 g
蒸馏水	加至 40.0 g

【制法】将羧甲基纤维素钠置研钵中,加入适量(计算量)蒸馏水使其自然溶胀,加甘油在研钵中研匀,分次加入水杨酸,研匀即得。

【处方2】
水杨酸	2.0 g
聚乙二醇 400	22.0 g
聚乙二醇 4000	11.8 g
甘油	4.0 g
苯甲酸钠	0.2 g

【制法】将聚乙二醇400、聚乙二醇4000称量至烧杯中,水浴加热熔融,加入甘油、苯甲酸钠混合均匀,搅拌至冷凝,即得水溶性基质。取水杨酸置研钵中,分次加入基质,研匀即得。

(五)盐酸克林霉素凝胶

【处方】
盐酸克林霉素	10 g
卡波普940	10 g
三乙醇胺	10 g
甘油	50 g
对羟基苯甲酸乙酯	0.5 g
蒸馏水	加至1 000 g

【制法】将对羟基苯甲酸乙酯、卡波普940加至适量蒸馏水中,水浴(80 ℃)溶解,放置室温,加入甘油、盐酸克林霉素,搅拌溶解,加入三乙醇胺,混合均匀,即得。

【用途】抗菌、消炎。用于治疗痤疮。

【注意事项】对羟基苯甲酸乙酯在热水中溶解性较好。

(六)软膏剂、乳膏剂中药物释放性能考察

1. 琼脂基质的制备

(1)林格液的配制:取氯化钠0.85 g,氯化钙0.048 g,氯化钾0.03 g,加水至100 mL溶解。

(2)取琼脂2 g(剪碎),加入林格液内,水浴加热溶解,冷至60 ℃后加入三氯化铁试液3~5滴,混匀,立即倒入事先预热的4支试管中,装量为液平面距试管口2 cm,自立静置凝固,备用。

2. 软膏剂、乳膏剂中药物释放性能考察 取3种水杨酸软膏剂、乳膏剂,分别填装于上述有琼脂基质的试管中(软膏剂与基质接触紧密),装量相等,置37 ℃恒温箱内,经一定时间,测定药物向琼脂中渗透的距离(变色区的长度)。将测得数据填入表9-1,并作曲线,比较4种基质药物释放情况。

表9-1 水杨酸软膏剂、乳膏剂中药物释放性能测定结果

基质类型	扩散色区长度/mm					
	1 h	2 h	3 h	6 h	9 h	24 h
油脂性						
O/W 型						
W/O 型						
水溶性						

(七)水杨酸软膏剂、乳膏剂经皮渗透试验

1. 标准曲线的制备　精密称取水杨酸 12.5 mg,加少量水溶解后,定量转移至 50 mL 容量瓶中,加水摇匀后至刻度,即得 0.25 mg/mL 水杨酸标准贮备液。精密量取水杨酸贮备液 0.2、0.4、0.6、0.8、1.0、1.2 mL 置 10 mL 容量瓶中,加水稀释至刻度,摇匀,制成浓度为 5、10、15、20、25、30 μg/mL 的水杨酸溶液,以水为空白,在 297 nm 处测定系列溶液的吸光度,以浓度 C 为横坐标、吸光度 A 为纵坐标作水杨酸水溶液的标准曲线。

2. 生理盐水的配制　精密称取氯化钠 4.5 g,置于 500 mL 容量瓶中,加水稀释至刻度,配制成 0.9% 生理盐水。

3. 离体小鼠皮肤的制备　用棉球蘸取少量脱毛剂涂抹于小鼠腹部,稍等片刻后,再用棉球蘸取生理盐水擦洗小鼠腹部,使腹部的毛脱落。小鼠脱毛后继续饲养 24 h 左右。取皮前将小鼠处死,用手术剪剪开脱毛部位的皮肤,用镊子取下,再用棉球蘸取少量生理盐水将取下皮肤内表面的脂肪组织擦洗干净,取下的皮浸泡在生理盐水中备用。脱毛与取皮过程中应保持皮肤的完整,取下的皮肤不得有破损。

4. 透皮扩散装置的安装　透皮扩散装置由上下两筒状玻璃对合而成,离体皮肤置于上下两室之间,上室为扩散室,下室为接收室,在接收室底部有一取样管,供取液并补充接收液。渗透扩散装置恒温水浴中,内部注满生理盐水,维持温度 37 ℃,并以多功能搅拌器维持接收室动态环境。

5. 水杨酸软膏剂、乳膏剂的透皮试验　将预处理好的小鼠皮肤固定于上下两室之间,角质层疏水面向扩散室,真皮层面向接收室。称取每种基质的水杨酸软膏各 3 份,每份 1.0 g,使软膏和小鼠皮肤充分接触,接收室中加满生理盐水,记录体积,持续搅拌(转速 300 r/min),分别于 0.5、1、2、3、4、6、8、10、12、24 h 时取样。取样时将软胶管插于注射剂针头上,每次取出 5 mL 接收液于注射器中,再用 0.8 μm 的微孔滤头将注射器中的接收液过滤至试管中。以生理盐水做空白测定接收液的吸光度,并视情况稀释至适宜的浓度,用水杨酸标准曲线计算不同时刻水杨酸软膏剂、乳膏剂的透过量,并作累积释放曲线图,按不同的模型进行曲线拟合。

也可用微孔滤膜模拟小鼠皮肤做经皮渗透实验,方法同上,只需将小鼠皮肤换成 0.8 μm 的微孔滤膜。实验前应将微孔滤膜置于蒸馏水中浸泡一段时间,以增加其柔韧性。

(八)软膏剂、乳膏剂的质量检查

除另有规定外,软膏剂、乳膏剂应进行以下相应检查。

1. 粒度　除另有规定外,混悬型软膏剂、含饮片细粉的软膏剂照下述方法检查,应符合规定。检查法:取供试品适量,置于载玻片上涂成薄层,薄层面积相当于盖玻片面积,共涂 3 片,照粒度和粒度分布测定法(通则 0982 第一法)测定,均不得检出大于 180 μm 的粒子。

附通则 0892(第一法显微镜法):目镜测微尺的标定照显微鉴别法(通则 2001)标

定目镜测微尺。测定法取供试品,用力摇匀,黏度较大者可按各品种项下的规定加适量甘油溶液稀释,照该剂型或各品种项下的规定,量取供试品,置载玻片上,覆以盖玻片,轻压使颗粒分布均匀,注意防止气泡混入,半固体可直接涂在载玻片上,立即在50~100倍显微镜下检视盖玻片全部视野,应无凝聚现象,并不得检出该剂型或各品种项下规定的5 μm及以上的粒子。然后在200~500倍的显微镜下检视该剂型或各品种项下规定的视野内的总粒数及规定大小的粒数,并计算其所占比例(%)。

2. 装量 照最低装量检查法(通则0942)检查,应符合规定。

3. 无菌 用于烧伤[除程度较轻的烧伤(Ⅰ度或浅Ⅱ度外)]或严重创伤的软膏剂与乳膏剂,照无菌检查法(通则1101)检查,应符合规定。

4. 微生物限度 除另有规定外,照非无菌产品微生物限度检查:微生物计数法(通则1105)和控制菌检查法(通则1106)及非无菌药品微生物限度标准(通则1107)检查,应符合规定。

实验结果与讨论

1. 填写水杨酸软膏剂、乳膏剂质量检查结果(表9-2)。

表9-2 水杨酸软膏剂、乳膏剂质量检查结果

名称	性状	类型
样品1		
样品2		
样品3		
样品4		

2. 根据药物释放性能考察结果,绘制扩散曲线。
3. 根据经皮渗透实验结果,绘制累积释放曲线。
4. 根据试验结果讨论药物在不同基质中的释放情况。

思考题

1. 试对实验中制备的乳膏剂进行处方分析。
2. 影响软膏剂中药物透皮吸收的因素主要是什么?
3. 软膏剂的制备方法有哪些?各有何特点?如何选用?

实验十 栓剂的制备

实验目的

1. 掌握 热熔法制备栓剂的方法与操作要点。
2. 熟悉 栓剂基质的分类、置换价的测定方法。
3. 了解 栓剂常规质量检查方法。

实验原理

栓剂是指药物与适宜基质等制成供腔道给药的固体剂型。栓剂按给药部位的不同,可分为直肠栓、阴道栓和尿道栓,其形状与重量因施用腔道而异。栓剂外形应完整光滑;无刺激性;有适宜的硬度;塞入腔道后,应能融化、软化或溶化,并能与分泌液混合,逐渐释放出药物,产生局部或全身作用。栓剂常用基质有油脂性基质如可可豆脂、半合成脂肪酸甘油酯等;水溶性及亲水性基质,如甘油明胶、聚乙二醇等。应根据药物性质及治疗的要求选用基质类型。

栓剂的制备方法有热熔法与冷压法。热熔法应用广泛,适合各类基质栓剂。热熔法制备栓剂的工艺流程:基质熔化→加入药物混匀→注模→冷却→削去溢出部分→脱模→质检→包装。一般难溶性固体药物应选用适宜方法制成极细粉,再与油性基质混匀。油溶性药物可直接混入已熔化的油脂性基质中,使之溶解,如果加入的药物量大降低基质的熔点或使栓剂过软,可加适量石蜡或蜂蜡调节硬度。水溶性药物,可直接与已溶化的水溶性基质混合,也可制成干浸膏粉与油脂性基质混合。为使栓剂冷却后便于从栓模中脱出,同时保证栓剂外观光滑,栓模中应涂润滑剂。基质不同,选用的润滑剂不同。水溶性、亲水性基质的栓剂,常用液状石蜡、植物油;油脂性基质的栓剂则用肥皂醑(软肥皂、甘油各1份与90%乙醇5份制成的醇溶液)。

使用同一模具制备的栓剂,容积虽然相同,但其重量则因基质与药物密度的不同而有差别。为了保证投料的准确性,保证栓剂中药物含量准确,在使用不同基质时,由于基质的密度不同,均需要进行置换价的测定,对于主药含量较大的栓剂,尤其具有实际意义。

置换价是指药物重量与同体积基质重量的比值。置换值(f)的计算公式如下。

$$f = \frac{W}{G - (M - W)}$$

公式中,G 为纯基质栓的平均重量,M 为含药栓的平均重量,W 为含药栓中每粒栓的平均含药量。

制备每粒栓剂所需基质的理论用量(X)计算公式如下。

$$X = G - \frac{W}{f}$$

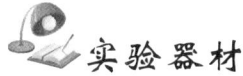

实验器材

1. 实验仪器　直肠栓模,阴道栓模,电子天平,恒温水浴锅,融变时限测定仪。
2. 实验材料　阿司匹林,半合成脂肪酸甘油酯适量,甘油,明胶,硬脂酸,碳酸钠,醋酸洗必泰,吐温-80,冰片,乙醇,蒸馏水。

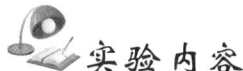

实验内容

(一)甘油栓

【处方】甘油　　　　　　　8.0 g
　　　　硬脂酸　　　　　　0.8 g
　　　　干燥碳酸钠　　　　0.2 g
　　　　蒸馏水　　　　　　1.0 mL

【制法】取干燥碳酸钠与蒸馏水置于烧杯内,加甘油混合均匀,沸水浴加热,缓缓加入硬脂酸细粉,边加边搅拌,待泡沸停止、溶液澄明,将此溶液注入涂过润滑剂(液状石蜡)的栓模中,待完全凝固后削去溢出部分。开启栓模,取出,即得。

【用途】润滑性泻药。

【注意事项】沸水浴充分皂化。注模之前要涂润滑剂,注模时以溢出为度,待完全冷却后才能将多余部分刮掉。

(二)阿司匹林栓

【处方】阿司匹林　　　　　　0.3 g/枚
　　　　半合成脂肪酸甘油酯　适量

【制法】

1. 利用实验方法计算阿司匹林、半合成脂肪酸甘油酯的置换价

(1)测定空白栓的重量:取半合成脂肪酸甘油酯 15 g 置于干燥烧杯中,水浴加热,搅拌使全部熔融,注入涂过润滑剂(肥皂醑)的栓模中,待完全凝固后削去溢出部分,开启栓模,取出栓剂,称重,取其平均值即为空白栓的重量(G)。

(2)制备含药栓:取半合成脂肪酸甘油酯 15 g 置于干燥烧杯中,水浴加热至 2/3 基质熔化时停止加热,搅拌使全部熔融,分次加入阿司匹林细粉 5 g,搅拌均匀,稍冷注入涂过润滑剂(肥皂醑)的栓模中,待完全凝固后削去溢出部分,开启栓模,取出栓剂,称重,取其平均值即为含药栓的重量(M)。

(3)计算阿司匹林与半合成脂肪酸甘油酯的置换价。

2. 制备标准药栓 10 枚 每枚标准药栓含阿司匹林 0.3 g。

(1)根据药物的置换价,计算半合成脂肪酸甘油酯的用量。已知阿司匹林与半合成脂肪酸甘油酯的置换价、空白栓的重量,欲制备 10 枚标准含药栓剂,实际投料按 12 枚(增加 20% 药量)用量计算。

$$半合成脂肪酸甘油酯用量 = 12 \times (G - 0.3/f)$$

(2)制备标准药栓:按(1)所述方法,将计算量的半合成脂肪酸甘油酯置于干燥烧杯中,水浴加热至近熔化时取下,加入阿司匹林细粉,搅拌均匀,稍冷注入已涂过润滑剂的栓模中,冷却凝固、整理、开启栓模、取出栓剂,即得。

【用途】用于普通感冒或流行性感冒引起的发热。

【注意事项】注模之前要涂润滑剂,注模时以溢出为度,待完全冷却后才能将多余部分刮掉。

(三)醋酸洗必泰栓

【处方】
醋酸洗必泰	0.25 g
吐温-80	1.0 g
冰片	0.05 g
乙醇	2.5 mL
甘油	45 g
明胶(细粒)	13.5 g
蒸馏水	加至 100 g

【制法】取处方量的明胶置于称重的烧杯中,加蒸馏水 100 mL 浸泡约 30 min,使其膨胀变软,再加甘油,水浴加热使明胶溶解,继续加热使内容物重量达 95~100 g,备用。另取醋酸洗必泰溶于吐温-80 中,冰片溶于乙醇中,在搅拌下将两液混合后,再加入已制好的甘油明胶液中,搅拌均匀,趁热注入已涂好润滑剂(液体石蜡)的栓模中,冷却,整理,启模,包装即得。

【用途】治疗宫颈糜烂及阴道炎。

(四)栓剂的质量检查

1. **外观** 栓剂外形要完整光滑、色泽一致,并有适宜的硬度,无变形、发霉及变质等。
2. **重量差异** 取栓剂 10 粒,依法检查,应符合表 10-1 规定。

表 10-1 栓剂的重量差异

平均重量(常数 a)	重量差异限度
$a \leqslant 1$ g	±10%
1 g $< a \leqslant 3$ g	±7.5%
$a > 3$ g	±5%

3. **融变时限** 取栓剂 3 粒,在室温放置 1 h 后,照融变时限检查法(通则 0922)的装置和方法检查。除另有规定外,脂肪性基质的栓剂 3 粒均应在 30 min 内全部熔化或软化或触压时无硬心;水溶性基质的栓剂 3 粒均应在 60 min 内全部溶解。如有 1 粒不合格,应另取 3 粒复试,均应符合规定。

实验结果与讨论

1. 填写各栓剂质量检查结果(表 10-2)。

表 10-2 各栓剂的质量检查结果

名称	性状	重量差异	融变时限	置换价
甘油栓				
阿司匹林栓				
醋酸洗必泰栓				

2. 讨论热熔法制备栓剂的注意事项有哪些?
3. 制备醋酸洗必泰栓的注意事项有哪些?

思考题

1. 何为置换价?置换价在栓剂制备中有何意义?
2. 栓剂基质有哪几类?应如何选用?
3. 栓剂中药物的加入方法有哪些?
4. 栓剂测定融变时限的意义何在?

实验十一　微囊的制备

实验目的

1. 掌握　复凝聚法制备微囊的原理、制备工艺及操作要点。
2. 熟悉　微囊的质量要求。
3. 了解　微囊的成囊条件、影响因素及其控制方法。

实验原理

微囊即微型胶囊,指利用天然或合成高分子材料(囊材)将药物(囊心物)包裹而成的 1~250 μm 的微小胶囊。药物制成微囊后,可增加药物的稳定性,掩盖药物的不良气味,控制和延缓药物的释放,使药物浓集于靶区,提高疗效,降低不良反应。微囊的制备方法很多,可归纳为物理化学法、化学法及物理机械法等。其中以物理化学法中的单凝聚法和复凝聚法较为常用。

复凝聚法是采用两种具有相反电荷的高分子材料作囊材,将囊心物质分散在囊材的水溶液中,在一定条件下,相反电荷的高分子材料互相交联,溶解度降低,自溶液中凝聚析出成囊的方法。复凝聚法制备微囊的原理:以明胶与阿拉伯胶为例,明胶是两性蛋白质,在水溶液中,当 pH 值低于明胶的等电点时,溶液荷正电;当溶液 pH 值高于明胶等电点时,溶液荷负电。明胶溶液在 pH 值 4.0 左右时,带有最大正电荷。阿拉伯胶主要成分是阿拉伯胶酸,带负电荷。在适当的温度(40~60 ℃)、浓度和 pH 值(4.5以下)时,两种电荷互相吸引交联形成络合物,溶解度降低而凝聚成囊;加水稀释,再经甲醛交联固化,即形成固化囊。

微囊的制备工艺流程:药物、囊材→混悬液(或乳浊液)→凝聚成囊→固化→洗涤→干燥。

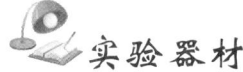
实验器材

1. 实验仪器 磁力搅拌器,显微镜,烧杯,量筒,电子天平。
2. 实验材料 薄荷油(或鱼肝油),明胶(A型),阿拉伯胶,37%甲醛,醋酸,氢氧化钠,硬脂酸镁,蒸馏水等。

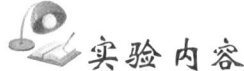
实验内容

(一)薄荷油(或鱼肝油)微囊的制备

【处方】
薄荷油(或鱼肝油)	1.0 g
明胶(A型)	2.5 g
阿拉伯胶	2.5 g
37%甲醛	2.5 mL
10%醋酸	适量
20%氢氧化钠溶液	适量
蒸馏水	适量

【制法】

1. 明胶溶液的制备 取明胶2.5 g,加蒸馏水适量浸泡溶胀,加蒸馏水至50 mL搅拌溶解,必要时可加热(60 ℃)助其溶解,即得。

2. 薄荷油(或鱼肝油)乳剂的制备 取阿拉伯胶2.5 g,溶于蒸馏水(60 ℃)50 mL中,加入薄荷油(或鱼肝油)1.0 g,于组织捣碎机中乳化1 min,即得。

3. 微囊的制备 将薄荷油(或鱼肝油)乳剂转入500 mL的烧杯中,并置于控温50 ℃的磁力搅拌器上搅拌。将明胶溶液在搅拌下加入上述乳浊液中,用10%醋酸调pH值至4.0左右。取样于显微镜下观察,可见到许多油粒外面有一层薄薄的膜,即已成囊。加入蒸馏水200 mL(温度不低于30 ℃),并不断搅拌冷却至10 ℃以下,加入37%甲醛3 mL,搅拌15 min,用20%氢氧化钠溶液调pH值至8~9,继续搅拌冷却30 min,除去悬浮的泡沫,取样于显微镜下观察,已成固化囊。滤过,用水洗涤至滤液无甲醛味,pH值为中性即可。抽滤,加3%硬脂酸镁制粒,过1号筛,50 ℃干燥,即得。

【注意事项】

1. 加入薄荷油(或鱼肝油)后应充分乳化,可采用组织捣碎机、干胶法、湿胶法制备乳剂。

2. 明胶要充分溶胀分散于水中,直至充分溶解。采用10%醋酸溶液调节pH值时,应将溶液搅拌均匀,控制溶液的 pH 值为 3.8~4.0。

3. 实验过程中,注意控制温度。

(二)薄荷油(或鱼肝油)微囊的质量检查

1. **性状** 取少量微囊混悬液,置于载玻片上,光学显微镜下观察微囊形态,囊形应为大小均匀的球形或卵圆形,不粘连,分散性好。

2. **粒径** 采用激光粒度仪测定粒径,根据粒径数据得出粒径平均值及分布图形。同时算出跨距(span),跨距愈小分布愈窄。

$$跨距 = (D_{0.9} - D_{0.1})/D_{0.5}$$

式中 $D_{0.9}$、$D_{0.1}$、$D_{0.5}$ 分别表示在粒径累积分布图中相对应于累积频率 10%、50%、90% 处的粒径。

实验结果与讨论

1. 通过显微镜观察,绘制薄荷油(或鱼肝油)乳剂、微囊及微囊固化后的形态图,分析其不同之处。

2. 讨论微囊制备过程中的现象与问题。

思考题

1. 试述药物微囊化的目的、制备微囊的方法及其各自适用范围。
2. 复凝聚法制备微囊时各操作步骤的目的及要点分别有哪些?

实验十二 微球的制备

实验目的

1. 掌握 交联固化法制备微球的原理、制备工艺及操作要点。
2. 熟悉 微球的质量要求。
3. 了解 影响微球粒径的因素。

实验提要

微球是指药物分散或被吸附在高分子聚合物基质中形成的微小球状实体,球形或类球形,一般制备成混悬剂供注射或口服用。微球粒径范围一般为 1~250 μm。制备微球的载体材料很多,主要分为天然高分子微球(如淀粉微球、白蛋白微球、明胶微球、壳聚糖等)和合成聚合物微球(如聚乳酸微球)。

目前,制备微球的常见制备方法主要有乳化分散法、凝聚法和聚合法 3 种。交联剂固化法属于乳化分散法的一种,其主要原理是指将药物与载体材料溶液混合后,将其分散在不相溶的介质中形成类似于水包油(O/W)或油包水(W/O)型乳剂,然后使用交联剂如甲醛、戊二醛、丁二酮等使乳剂的内相固化、分离制备微球。交联固化法通常要求载体材料具有水溶性并可达到一定浓度,且分散后相对稳定,在稳定剂和均化设备的配合下使分散相达到所需大小。常用的载体材料有白蛋白、明胶。

微球的制备工艺流程:药物+明胶混合液 →与液体石蜡形成 W/O 型乳剂→甲醛固化→脱水→洗涤→干燥。

实验器材

1. 实验仪器 磁力搅拌器,显微镜,烧杯,量筒,电子天平,紫外-可见分光光度计,恒温水浴锅。

2. 实验材料　双氯芬酸钠,黄芩苷,明胶,37%甲醛,异丙醇,戊二醛,石油醚,液体石蜡,蒸馏水等。

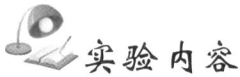 实验内容

(一)双氯芬酸钠微球

【处方】
双氯芬酸钠	0.5 g
明胶	1.0 g
液体石蜡	60.0 mL
司盘-80	1.0 mL
37%甲醛	10.0 mL
异丙醇	适量
石油醚	适量
蒸馏水	10.0 mL

【制法】

1. 明胶溶液的制备　准确称取明胶1.0 g,加蒸馏水适量浸泡溶胀,加蒸馏水至10 mL搅拌溶解,必要时可微热(55 ℃)助其溶解,即得。置于55 ℃水浴保温。

2. 双氯芬酸钠乳剂的制备　精密称取双氯芬酸钠0.5 g,加入到10 mL的明胶溶液中,使二者充分搅拌混合制成含药胶液。量取60 mL的液体石蜡与1 mL司盘-80混合均匀,55 ℃快速搅拌下将含药胶液滴入含司盘-80的液体石蜡中,继续搅拌15 min,形成稳定的W/O型乳剂,转速为700 r/min。

3. 微球的制备　将双氯芬酸钠乳剂置于冰水浴中,并不断搅拌冷却至10 ℃以下,加入37%甲醛10 mL,搅拌60 min。加入异丙醇20 mL,搅拌脱水1 h后静置,倾去澄清液,再依次用异丙醇、石油醚分别洗涤3次,抽滤,真空干燥,得白色粉末。

(二)黄芩苷微球

【处方】
黄芩苷饱和溶液	0.5 mL
明胶	2.0 g
液体石蜡	60.0 mL
司盘-80	5.0 mL
戊二醛	6.0 mL
异丙醇	适量
蒸馏水	10.0 mL

【制法】

1. 黄芩苷饱和溶液制备　黄芩苷在pH值3~4范围内最稳定,根据药典配制pH

值为 3.8 的缓冲溶液作为溶剂,加入黄芩苷,超声处理,形成黄芩苷饱和溶液。

2. 药物明胶溶液的制备　准确称取明胶 2.0 g,加入到 0.5 mL 黄芩苷饱和溶液,加蒸馏水至 10 mL 搅拌溶解,置于 55 ℃ 水浴保温(助黄芩苷溶解)。

3. 黄芩苷乳剂的制备　在烧杯中加入 30 mL 液体石蜡,然后加入 7 mL 司盘-80,装上电动搅拌及恒温水浴装置,控制水浴温度 55 ℃,使液体石蜡与司盘-80 混匀,在 400~500 r/min 搅拌下缓慢滴加预热到同样温度的明胶溶液,控制一定的搅拌速度,适时取样,用显微镜进行观察。

4. 交联阶段和后处理　当液滴完全分散均匀形成 W/O 型乳剂后,立即转移至 10 ℃ 左右冰水浴中;待乳剂温度降至 10 ℃ 以下时,加入 6 mL 50% 戊二醛,交联固化一定时间,再以异丙醇 50 mL 脱水,搅拌,抽滤;用异丙醇洗涤 3 次,室温干燥。过筛后得黄色粉末状明胶微球。

【注意事项】

1. 明胶要充分溶胀分散于水中,直至充分溶解后保温备用。

2. 加入药物后应充分乳化。

3. 实验过程中,注意控制温度。

(三)微球的质量检查

1. 性状　取少量微球混悬液,置于载玻片上,光学显微镜下观察微球形态,囊形应为大小均匀的球形或卵圆形,不粘连,分散性好。

2. 粒径　采用激光粒度仪测定粒径,根据粒径数据得出粒径平均值及分布图形。同时算出跨距(span),跨距愈小分布愈窄。

$$跨距 = (D_{0.9} - D_{0.1})/D_{0.5}$$

式中 $D_{0.9}$、$D_{0.1}$、$D_{0.5}$ 分别表示在粒径累积分布图中相对应于累积频率 10%、50%、90% 处的粒径。

3. 双氯芬酸钠　于 276 nm 波长处具有最大吸收峰,通过绘制标准曲线,计算微球的载药量与包封率。

微球载药量(%) = (微球中所含药物量/微球的总量) × 100%

微球包封率(%) = (微球中所含药物量/投入药物的总量) × 100%

实验结果与讨论

1. 通过显微镜观察,绘制双氯芬酸钠或黄芩苷乳剂、固化后微球的形态图,分析其不同之处。

2. 讨论在操作过程中影响微球粒径的因素。

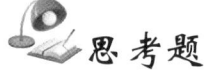 思考题

1. 试述微球的制备方法与适用范围。
2. 试述微囊与微球的异同点。

实验十三　脂质体的制备

实验目的

1. 掌握　注入法、薄膜分散法和逆相蒸发法制备脂质体的工艺；用阳离子交换树脂法测定小檗碱脂质体包封率的方法。
2. 熟悉　脂质体形成的原理及其作用特点。

实验原理

脂质体是指将药物包封于类脂双分子层形成的微型囊泡。根据类脂双分子层的层数不同，脂质体可分为单室脂质体（含大、小单室）和多室脂质体。制备脂质体的材料主要有磷脂和胆固醇。磷脂有天然磷脂（豆磷脂、卵磷脂等）和合成磷脂（二棕榈酰磷脂酰胆碱、二硬脂酰磷脂酰胆碱等）。胆固醇为两亲性物质，是常用的附加剂，与磷脂混合使用，可制备稳定的脂质体。其作用是调节双分子层的流动性，降低脂质体膜的通透性。其他附加剂如十八胺、磷脂酸等，可改变脂质体表面电荷的性质。

脂质体的制法有多种，应根据药物的性质或实际需要进行选择。薄膜分散法最早由 Bamgham 报道，这是最早而至今仍常用的方法。薄膜分散法是将磷脂等膜材溶于适量的三氯甲烷或其他有机溶剂中，脂溶性药物可加在有机溶剂中，然后在减压旋转下除去溶剂，使脂质在器壁上形成薄膜，加入含有水溶性药物的缓冲液，进行振摇，则可形成大多层脂质体，其粒径范围为 1~5 μm。经典的薄膜分散法可形成多室脂质体，再经超声处理可得到小单室脂质体。注入法有乙醚注入法和乙醇注入法两种，乙醚注入法是将磷脂、胆固醇和脂溶性药物及抗氧剂等溶于适量的乙醚中，在搅拌下慢慢滴于 55~65 ℃水性介质中，蒸去乙醚，继续搅拌 1~2 h，即可形成脂质体，此法适于实验室小量制备脂质体。乙醇注入法制备脂质体，脂质体混悬液一般可保留 10%~20% 乙醇，此法适用于不耐热的药物。逆相蒸发法是制备多层脂质体或大单室脂质体的方法，此法包封率较高。冷冻干燥法适用于水中不稳定药物脂质体的制备。熔融法制备的脂质体为多相脂质体，其性质稳定，可加热灭菌。

包封率是评价脂质体内在质量的一个重要指标,常见的包封率测定方法有分子筛法、超速离心法、超滤膜法和阳离子交换树脂法等。影响脂质体包封率的因素包括磷脂质的种类、组成比例、制备方法及介质的离子强度等。阳离子交换树脂法是利用离子交换作用,将带正电荷的未包进脂质体中的药物(即游离药物)吸附除去。而包封于脂质体中的药物,由于脂质体带负电荷,不被阳离子交换树脂吸附,从而达到分离的目的,用以测定包封率。

$$包封率(\%) = \frac{C_{总} - C_{游离}}{C_{总}} \times 100\%$$

公式中,$C_{总}$为脂质体混悬液中总的药物浓度;$C_{游离}$为未包入脂质体中的药物浓度。

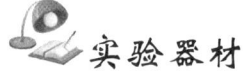

实验器材

1. **实验仪器**　电子天平,磁力搅拌器,旋转薄膜蒸发器,显微镜等。
2. **实验材料**　盐酸小檗碱,豆磷脂,胆固醇,乙醚,磷酸氢二钠,磷酸二氢钠,柠檬酸,柠檬酸钠,碳酸氢钠,无水乙醇,蒸馏水。

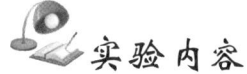

实验内容

(一)盐酸小檗碱脂质体的制备——被动载药法

【处方】
盐酸小檗碱溶液(1 mg/mL)	25.0 mL
豆磷脂	0.75 g
胆固醇	0.25 g
乙醚	35.0 mL

【制法】

1. **磷酸缓冲液(PBS)的配制**　称取磷酸氢二钠 3.7 g 与磷酸二氢钠 20 g,加蒸馏水适量,加热溶解,稀释成 1 000 mL,即得 0.067 mol/mL 的磷酸缓冲液(pH 值为 5.7)。

2. **盐酸小檗碱溶液的配制**　称取盐酸小檗碱适量,用 0.067 mol/mL 磷酸缓冲液配成 1 mg/mL 的溶液。

3. **盐酸小檗碱脂质体的制备**　称取处方量的豆磷脂、胆固醇置于 150 mL 的干燥烧杯中,加入乙醚 35 mL,在磁力搅拌器上搅拌溶解,加盐酸小檗碱溶液 25 mL,继续搅拌、乳化,直至乙醚挥尽成为黄色的乳状液,即为小檗碱脂质体。

本品在显微镜下观察,为多层囊状或多层圆球。

【用途】抗菌消炎。

【注意事项】 实验过程中禁止用火。

(二) 盐酸小檗碱脂质体的制备——主动载药法

【处方】
盐酸小檗碱溶液(3 mg/mL)	10 mL
豆磷脂	0.9 g
胆固醇	0.3 g
无水乙醇	20 mL
柠檬酸缓冲液	10 mL
碳酸氢钠溶液	10 mL

【制法】

1. 溶液的配制

(1) 柠檬酸缓冲液：称取柠檬酸10.5 g和柠檬酸钠7 g置于1 000 mL量瓶中，加水溶解并稀释至1 000 mL，混匀，即得。

(2) 碳酸氢钠溶液：称取碳酸氢钠50 g，置于1 000 mL量瓶中，加水溶解并稀释至1 000 mL，混匀，即得。

2. 空白脂质体的制备　称取处方量的豆磷脂、胆固醇加入无水乙醇20 mL，置于65~70 ℃水浴中，搅拌使溶解，于旋转蒸发仪上旋转，使磷脂的乙醇液在壁上成膜，减压除乙醇。加入同温的柠檬酸缓冲液30 mL，65~70 ℃水浴中水化10~20 min，取出脂质体于烧杯中，置于磁力搅拌器上，室温下搅拌30~60 min，如溶液体积减小，可补加水至30 mL，混匀，即得。

3. 主动载药法制备脂质体　精密量取空白脂质体4.0 mL、药液2.0 mL、碳酸氢钠溶液1.0 mL，在振摇下加入10 mL西林瓶中，混匀，盖塞，70 ℃水浴中保温20 min (定时振摇)，随后立即用冰水浴降至室温(定时振摇)，即得。

【用途】 抗菌消炎。

【注意事项】 加药顺序不能颠倒，加液时边加边摇，确保混合均匀，保证体系中各部位的pH梯度一致。

(三) 脂质体的质量检查

1. 形态　为多层囊状或多层圆球，大部分粒径为0.7~1.2 μm。

2. 包封率的测定。

(1) 阳离子交换树脂分离柱的制备：称取已处理好的阳离子交换树脂约1.5 g，装于底部已垫有少量玻璃棉的5 mL注射器筒中，加入PBS水化阳离子交换树脂，自然滴尽PBS，即得。

(2) 柱分离度的考察。

1) 空白脂质体制备：称取豆磷脂0.9 g、胆固醇0.3 g于小烧杯中，加乙醚10 mL，搅拌使溶解，旋转该小烧杯使乙醚在杯壁成膜，用洗耳球吹风，将乙醚挥去。另取磷酸盐缓冲液30 mL于小烧杯中，置磁力搅拌器上，加热至55~65 ℃保温10 min，再在同样温度下,搅拌 30~60 min(溶液体积少,补加 PBS),即得。

2)盐酸小檗碱与空白脂质体混合液的制备:精密量取 3 mg/mL 的盐酸小檗碱溶液 0.1 mL,置于小试管中,加入 0.2 mL 空白脂质体,混匀,即得。

3)对照品溶液的制备:取 2)中混合液 0.1 mL 置 10 mL 量瓶中,加入 60% 乙醇 6 mL,振摇使之溶解,再加 PBS 至刻度,摇匀,得对照品溶液。

4)样品溶液的制备:取 2)中混合液 0.1 mL 加至分离柱顶部,待顶部的液体消失后,放置 5 min,仔细加入 PBS(注意不能将柱顶部离子交换树脂冲散),进行洗脱(约需 1.5~2.0 mL PBS),同时收集洗脱液于 10 mL 量瓶中,加入 95% 乙醇 6 mL 振摇使之溶解,再加 PBS 至刻度,摇匀,过滤,弃去初滤液,取续滤液为样品溶液。

5)空白溶剂的配制:取 95% 乙醇 30 mL,置 50 mL 量瓶中,加 PBS 至刻度,摇匀,即得。

6)吸收度的测定:以空白溶剂为对照,在 345 nm 波长处分别测定样品溶液与对照品溶液的吸收度。计算柱分离度。柱分离度要求大于 0.95。

$$柱分离度 = 1 - \frac{A_{样}}{A_{对} \times 2.5}$$

式中,$A_{样}$ 为样品溶液的吸收度;$A_{对}$ 为对照品溶液的吸收度;2.5 为对照品溶液的稀释倍数。

(3)包封率的测定:精密称取盐酸小檗碱脂质体 0.1 mL 2 份,一份置于 10 mL 量瓶中,按"柱分离度的考察"项下 2)进行操作;另一份置于分离柱顶部,按"柱分离度的考察"项下 3)进行操作,所得溶液于 345 nm 波长处测定吸收度,按下式计算包封率。

$$包封率(\%) = \frac{A_L}{A_r} \times 100\%$$

式中,A_L 为通过分离柱后收离脂质体中盐酸小檗碱的吸收度;A_r 为盐酸小檗碱脂质体中总的药物吸收度。

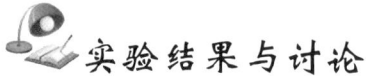 实验结果与讨论

1. 填写各脂质体质量检查结果(表 13-1)。

表 13-1 各脂质体质量检查结果

名称	形态	平均粒径/nm	包封率/%
空白脂质体			—
盐酸小檗碱被动载药脂质体			
盐酸小檗碱主动载药脂质体			

2. 讨论被动载药法与主动载药法制备盐酸小檗碱脂质体的优劣及原因。

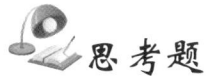思考题

1. 影响脂质体中药物包封率的因素有哪些?
2. 影响脂质体形成的因素有哪些?
3. 抗癌药物制成脂质体制剂有何意义?
4. 注入法制备脂质体成败的关键是什么?
5. 制备脂质体时加入胆固醇的目的是什么?
6. 脂质体的结构有何特点?

实验十四　纳米乳的制备

实验目的

1. 掌握　制备纳米乳的原理、制备工艺及操作要点。
2. 熟悉　纳米乳的质量要求。
3. 了解　增加纳米乳稳定性的方法。

实验原理

纳米乳是水相、油相、表面活性剂和助表面活性剂等自发形成的乳剂,通常粒径为 1~100 nm,特点是热力学稳定、透明或半透明的均相分散体系。作为药物载体的纳米乳有以下优点:物理稳定性好,可提高药物的稳定性;通过内核的油相和表面活性剂的烃链两部分的增溶,可极大提高难溶性药物在水中的溶解性;粒径小且均匀,促进药物吸收,可提高药物的生物利用度等。近年来,国内外利用新型纳米乳载体对传统的、难溶性、药效高的药物进行改造,制备出良好的传递系统。

相转变乳化超声法借助 10~50 Hz 的高频振动制备乳剂,可制备出水包油(O/W)和油包水(W/O)型乳剂,但黏度大的乳剂不适用本法制备。

实验器材

1. 实验仪器　磁力搅拌器,显微镜,烧杯,量筒,电子天平,超声波细胞粉碎机。
2. 实验材料　布洛芬,盐酸小檗碱,葛根素,辛酸癸酸三酰甘油,聚乙二醇硬脂酸酯,聚乙二醇400,丙二醇单辛酸酯(capryol 90),吐温-80,卵磷脂,1,2-丙二醇,注射用油,甘油,蒸馏水等。

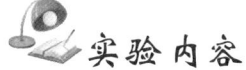 实验内容

(一)布洛芬纳米乳

【处方】布洛芬　　　　　　　　　1.5 g
　　　　辛酸癸酸三酰甘油　　　　5.9 g
　　　　聚乙二醇硬脂酸酯　　　　10.3 g
　　　　聚乙二醇400　　　　　　 3.5 g
　　　　蒸馏水　　　　　　　　　78.9 g

【制法】

1. 将处方量的乳化剂聚乙二醇硬脂酸酯、助乳化剂聚乙二醇400加入油相辛酸癸酸三酰甘油中,搅拌均匀。

2. 称取处方量的布洛芬1.5 g溶解于上述混合体系中,然后缓慢滴加水相,边加边磁力搅拌制得初乳。

3. 取出置于超声波细胞粉碎机中超声30 s,超声功率600 W,即得O/W型纳米乳。

【注意事项】

1. 加入布洛芬后应充分乳化。

2. 超声波细胞粉碎机需没过液面高度,但不能触底。

(二)盐酸小檗碱纳米乳

【处方】盐酸小檗碱　　　　　　　　　　1.5 g
　　　　丙二醇单辛酸酯(Capryol 90)　32.8 g
　　　　吐温-80　　　　　　　　　　　 33.9 g
　　　　1,2-丙二醇　　　　　　　　　　16.9 g
　　　　蒸馏水　　　　　　　　　　　　15.2 g

【制法】

1. 将处方量的乳化剂吐温-80、助乳化剂1,2-丙二醇按比例混合,搅拌均匀。

2. 精密称取处方量的丙二醇单辛酸酯缓慢加入到乳化剂与助乳化剂的混合溶液中,搅拌混合均匀。

3. 精密称取盐酸小檗碱1.5 g置于混合油相中。

4. 逐步滴加处方量的蒸馏水,边加边搅拌,直至溶液澄明,即得盐酸小檗碱纳米乳。

【注意事项】低能乳化法制备纳米乳需要严格控制处方中各部分比例。

(三)葛根素亚纳米乳

【处方】葛根素　　　　　　　　　　　　1.0 g

卵磷脂	1.2 g
注射用油	10.0 mL
注射用水	适量
甘油	2.5 g

【制法】

1. 将处方量的葛根素和卵磷脂加入到 10 mL 的注射用油中,在 70 ℃均匀分散为油相。
2. 精密称取处方量的甘油 2.5 g 和适量的注射用水在 70 ℃磁力搅拌下分散为均匀的水相。
3. 将水相加入到高速搅拌的油相中,控制乳化时间,制得粗乳。
4. 粗乳经过 500 W 超声(室温,最好氮气保护)粉碎机粉碎适当时间。
5. 加入注射用水稀释到 100 mL,充氮气熔封,流通蒸汽灭菌即得葛根素静脉注射亚纳米乳,粒径为 220 nm 左右。

【注意事项】

1. 油相与水相应充分乳化,控制时间。
2. 注意温度控制。

(四)纳米乳的质量检查

1. **性状** 取少量纳米乳,置于载玻片上,光学显微镜下观察纳米乳的形态。纳米乳应为大小均匀的球形或卵圆形,不粘连,分散性好。

2. **粒径** 采用激光粒度仪测定粒径,根据粒径数据得出粒径平均值及分布图形。同时算出跨距(span),跨距愈小分布愈窄。

$$跨距 = (D_{0.9} - D_{0.1})/D_{0.5}$$

式中 $D_{0.9}$、$D_{0.1}$、$D_{0.5}$ 分别表示在粒径累积分布图中相对应于累积频率 10%、50%、90% 处的粒径。

3. **稳定性** 乳剂经过长时间放置,粒径变大,进而产生分层现象。这一过程的快慢是衡量乳剂稳定性的重要指标。为了在短时间内观察乳剂的分层,用离心法加速分层,用 4 000 r/min 离心 15 min,如不分层可认为乳剂质量稳定。

实验结果与讨论

1. 通过显微镜观察,绘制纳米乳的形态图。
2. 使用激光粒度仪测定纳米乳的粒径与粒径分布图形。
3. 评价纳米乳的稳定性。
4. 填写各纳米乳质量检查结果(表 14-1)。

表 14-1　各纳米乳质量检查结果

名称	形态	平均粒径/nm	包封率/%
布洛芬纳米乳			—
盐酸小檗碱纳米乳			
葛根素亚纳米乳			

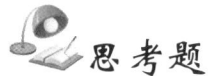
思考题

1. 试述纳米乳的制备方法。
2. 比较高能乳化法与低能乳化法制备纳米乳的不同与适用范围。

实验十五　包合物的制备

实验目的

1. 掌握　饱和水溶液法制备包合物的工艺。
2. 了解　β-环糊精(β-CD)的性质与应用；包合物的验证方法。

实验原理

包合物由客分子和主分子组成,主分子具有较大的空穴结构,足以将客分子容纳在内形成分子囊。药物制成包合物后,具有如下优点:增加药物的溶解度和溶出速度；提高药物的稳定性；使液体药物粉末化；改善药物的吸收和生物利用度；降低药物的刺激性与不良反应；掩盖药物的不良嗅味；调节释药速率。

目前应用最多的主分子是环糊精。环糊精是一类由 6~12 个葡萄糖分子通过 β-1,4-糖苷键连接而成的环状低聚糖化合物,为中空圆筒状结构。常见的环糊精有 α、β、γ 3 种,分别由 6、7、8 个葡萄糖分子构成。其中以 β-CD 应用最为广泛。β-CD 空洞大小合适,在 3 种环糊精中,水中溶解度最小,易从水中析出结晶。其溶解度随温度升高而增大。其筒状结构内部显疏水性,开口处显亲水性。动物实验证明其口服毒性很低。这些性质为 β-CD 包合物的制备和应用提供了有利条件。同时,客分子的大小、极性、解离状态等均能影响环糊精包合物的形成及稳定。

包合物的制备方法多,有饱和水溶液法、研磨法、冷冻干燥法、喷雾干燥法等,其中以饱和水溶液法较为常用。包合物的验证主要是鉴别药物是否已被环糊精包入空穴以及包合的方式,可采用显微镜、相溶解度、X 射线衍射、红外光谱、磁共振、差热分析、薄层色谱等一系列方法加以验证。

本实验中客分子为薄荷油,主要成分为薄荷脑、薄荷酮等,具有抗菌、解痉等作用,但容易挥发,制成环糊精包合物后可延缓和减少其挥发,同时使液态油成为固体粉末,便于配方,兼具缓释作用。

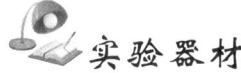
实验器材

1. 实验仪器　磨塞锥形瓶,量筒,圆底烧瓶,层析槽,干燥器,薄层板,恒温水浴锅,电磁炉,电子天平,差热分析仪等。

2. 实验材料　薄荷脑对照品,β-CD,薄荷油,无水乙醇,乙醇,硅胶 G,1% 香草醛硫酸溶液,醋酸乙酯,石油醚等。

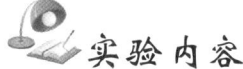
实验内容

(一)包合物的制备

【处方】β-CD　　　　　　　　　4.0 g
　　　薄荷油　　　　　　　　1.0 mL
　　　蒸馏水　　　　　　　　50.0 mL

【制法】称取 β-CD 4.0 g,置于 100 mL 带塞锥形瓶中,加蒸馏水 50 mL,加热溶解,降温至 50 ℃;加入薄荷油 1.0 mL,恒温搅拌 2.5 h,冷却至室温,放至冰箱冷藏过夜,有白色沉淀析出,待沉淀完全后过滤。用无水乙醇 5 mL 洗涤沉淀 3 次,至表面近无油渍。将包合物置于干燥器中干燥,称重,计算包合物收率。

【注意事项】

1. 本实验采用饱和水溶液法制备包合物,包合材料 β-CD 在 25 ℃时水中溶解度为 1.85%,但在 50 ℃时溶解度可增加至 4.0%。故在实验过程中,应控制好温度。包合过程结束后,通过降低温度使包合物从水中析出沉淀。

2. 包封率取决于环糊精种类、药物与环糊精的配比以及包合时间,应按照实验内容的要求进行操作。

(二)包合物的验证

1. 薄层色谱法(TLC)

(1)薄层板:硅胶 G 层析板(105 ℃活化 1 h)。

(2)样品:取包合物 0.5 g,加入乙醇 2 mL,振摇后过滤,得样液 A;取薄荷油 2 滴,加入乙醇 2 mL,混合溶解,得样液 B;取包合物经挥发油提取器提取的挥发油 2 滴,加入乙醇 2 mL,混合溶解,得样液 C;取薄荷脑对照品,加乙醇制成每 1 mL 含 2 mg 的溶液,得样液 D,作为对照品溶液。

(3)操作:以毛细管吸取样液 A、B、C、D 各约 10 μL,点于同一硅胶 G 层析板上;以醋酸乙酯-石油醚(15∶85)为展开剂;将点样后的硅胶板放入展开槽中饱和 5 min,再上行展开;1%香草醛硫酸溶液为显色剂,喷雾,烘干显色。比较样液 A、B、C、D 斑点的异同。

2. 差热分析法(DSC)

(1) DSC 条件:①参比物,$\alpha\text{-}Al_2O_3$;②升温速率,8 ℃/min;③温度范围,室温至 340 ℃;④样品量,3.0 mg 左右。

(2) 测试样品:①β-CD;②薄荷油;③包合物;④β-CD 和薄荷油的物理混合物(其比例量同包合物)。

(三)包合物的质量检查

称取包合物 3.0 g 置于 250 mL 圆底烧瓶中,加蒸馏水 150 mL,用挥发油提取器提取出薄荷油,称重(1 mL 薄荷油约重 0.9 g),按以下公式计算。

包合物的含量=包合物中药物量(g)/包合物量(g)×100%

药物包合率=包合物中药物量(g)/药物投药总量(g)×100%

包合物收率=包合物实际量(g)/[环糊精量(g)+药物量(g)]×100%

实验结果与讨论

1. 总结实验结果,分析影响包合物收率的因素有哪些。
2. 讨论包合物制备过程中的现象与问题。

思考题

1. 制备 β-CD 包合物的关键是什么?应如何进行操作?
2. 本实验采用饱和水溶液法制备 β-CD 包合物,还有哪些方法可以制备包合物?各有何优缺点?
3. 包合物在药物制剂中有何意义?

实验十六　固体分散体的制备

实验目的

1. 掌握　熔融法、共沉淀法制备固体分散体的工艺。
2. 熟悉　固体分散体的鉴定方法。

实验原理

固体分散体是将难溶性药物高度分散在适宜的固体材料中所形成的固体分散物。药物以分子、胶态、微晶或无定型状态等形式均匀分散在固体载体材料中,以提高药物分散度、减小药物粒径、增加表面积、提高药物的溶出速度。

固体分散体的载体材料可分为水溶性、难溶性和肠溶性 3 类,水溶性载体材料为高分子聚合物、表面活性剂、有机酸及糖等,其中以聚乙烯吡咯烷酮(PVP)、聚乙二醇类(PEG)较为常用。

固体分散体的制备方法有熔融法、溶剂法、溶剂-熔融法等。①熔融法是将药物与载体混匀,加热至熔融,将熔融物在剧烈搅拌下迅速冷却至固体,或将熔融物倒在不锈钢板上,使成薄层,骤冷迅速成固体,然后将所制固体置于干燥器中,在一定温度下放置,使样品变脆易于粉碎。②溶剂法又称共沉淀法,即将药物与载体材料共同溶于有机溶剂中,蒸去有机溶剂后使药物与载体材料同时析出,得到共沉淀固体分散体,经干燥即得。③溶剂-熔融法是先将药物溶于少量有机溶剂中,然后将此溶液加入已熔融的载体中搅拌均匀,冷却固化后得到固体分散体。固体分散体存在载药量较低、放置过程中易出现老化等不足。

可以通过测定药物溶解度和溶出速度、热分析法、X 射线衍射法、红外光谱法、扫描电镜观察法、磁共振波谱法等方法对固体分散体进行分析鉴定。

实验器材

1. **实验仪器** 烧杯、研钵、微孔滤膜、移液管、容量瓶、电子天平、紫外-可见分光光度计、溶出度测定仪、恒温水浴锅、不锈钢盘、干燥器、冰箱等。
2. **实验材料** 聚乙二醇6000（PEG6000）、聚乙烯吡咯烷酮K30（PVPK30）、布洛芬、黄芩苷原料药、黄芩苷对照品、布洛芬对照品、氢氧化钠、蒸馏水、无水乙醇、乙醇、盐酸等。

实验内容

（一）布洛芬固体分散体

【处方】布洛芬　　　　　　　　1 g
　　　　聚乙二醇6000　　　　　9 g

【制法】

1. **熔融法制备固体分散体** 按处方量称取布洛芬及聚乙二醇6000，置于烧杯中混匀，置水浴上加热至熔融；将熔融物倒在不锈钢盘上，使成薄层，置于冰箱中冷冻，熔融物骤冷迅速成固体，冷却10 min，粉碎，即得。
2. **物理混合物的制备** 按处方量称取布洛芬、聚乙二醇6000，于乳钵中研磨混合均匀，即得。

【溶解度的测定】

1. **标准曲线的制备** 取布洛芬对照品30 mg精密称定，置于50 mL量瓶中，用0.4% NaOH溶液溶解并稀释至刻度，摇匀。精密吸取上述溶液1.0、3.0、5.0、7.0、9.0 mL于10 mL量瓶中，用0.4% NaOH溶液稀释至刻度，摇匀。于265 nm处测定吸光度（A），求出标准曲线回归方程。备用。
2. **布洛芬原料药溶解度的测定** 取0.05 g布洛芬的原料药精密称定，加水20 mL溶解，0.45 μm微孔滤膜过滤，取续滤液9 mL于10 mL的量瓶中，加0.4%的NaOH溶液稀释至刻度，摇匀。在波长为265 nm处测定吸收度，记为A_1。
3. **物理混合物中布洛芬溶解度的测定** 取布洛芬的物理混合物0.5 g（相当于0.05 g布洛芬）精密称定，加水20 mL，搅拌5 min，0.45 μm微孔滤膜过滤，取续滤液9 mL于10 mL的量瓶中，加0.4%的NaOH溶液稀释至刻度，摇匀，在波长为265 nm处测定吸收度，记为A_2。
4. **固体分散体中布洛芬溶解度的测定** 取布洛芬的固体分散体0.5 g（相当于

0.05 g 布洛芬)精密称定,加水 20 mL,搅拌 5 min,0.45 μm 微孔滤膜过滤,取续滤液 9 mL 于 10 mL 的容量瓶中,加 0.4% 的 NaOH 溶液稀释至刻度,摇匀,在波长为 265 nm 处测定吸收度,记为 A_3。

将以上测得的吸收度 A_1、A_2、A_3 分别带入标准曲线方程,计算每种样品中布洛芬的溶解度。

(二)黄芩苷固体分散体

【处方】黄芩苷　　　　　　　　　　1 g
　　　　聚乙烯吡咯烷酮 K30　　　　8 g

【制法】

1. 黄芩苷-PVP 共沉淀物的制备　称取黄芩苷 1 g、PVPK30 8 g 置于蒸发皿内,加入无水乙醇 10 mL,在 60~70 ℃ 水浴上加热溶解,在搅拌下快速蒸去溶剂,取蒸发皿,置于干燥器内干燥、粉碎,即得。

2. 黄芩苷-PVP 物理混合物的制备　称取黄芩苷 1 g、PVPK30 8 g 置于乳钵内,研磨混匀,即得。

【溶出度的测定】

1. 标准曲线的制备　取干燥至恒重的黄芩苷对照品 10 mg,精密称定,置于 100 mL 量瓶中,加入 50% 乙醇 70 mL,超声处理溶解后,用 50% 乙醇稀释至刻度,混匀,即得约 0.1 mg/mL 的黄芩苷对照品溶液。精密吸取黄芩苷对照品溶液 0.2、0.4、0.6、0.8、1.0 mL,分别置于 10 mL 量瓶中,用 50% 乙醇稀释至刻度,混匀,于波长为 278 nm 处测量吸光度(A),得标准曲线回归方程,备用。

2. 样品的含量测定　分别取黄芩苷-PVP 共沉淀物、黄芩苷-PVP 物理混合物适量,精密称定(相当于黄芩苷 10 mg),分别置于 100 mL 量瓶中,加入 50% 乙醇 70 mL,加热(或者超声处理)溶解后,冷却至室温,用 50% 乙醇稀释至刻度,混匀,精密吸取 0.6 mL 置于 10 mL 量瓶中,用 50% 乙醇稀释至刻度,混匀,分别于波长为 278 nm 处测定吸收度,代入回归方程,计算两种样品中黄芩苷百分含量。

3. 溶出度的测定(桨法)　取人工胃液 900 mL 置于溶出杯中,分别测定黄芩苷-PVP 共沉淀物、黄芩苷-PVP 物理混合物中黄芩苷的溶出度。取样品适量(相当于黄芩苷 50 mg),精密称定,置溶出杯中,分别于 5、10、15、20、30、40、50、60 min 取样,每次取样 10 mL(随时补液 10 mL),过滤,取续滤液 5.0 mL,置于 10 mL 量瓶中,冷却至室温,加无水乙醇稀释至刻度,摇匀,于波长为 278 nm 处测定吸收度,带入标准曲线回归方程,计算黄芩苷累计溶出百分率,绘制溶出曲线,计算样品中黄芩苷累积溶出 50% 需要的时间。

【注意事项】

1. 熔融法制备固体分散体的关键在于熔融物料的骤冷,故将熔融的物料倾倒在不锈钢盘内,将此盘置于冰箱冷冻室内保存。粉碎和称量操作注意快速进行,以免吸潮。

2. 黄芩苷-PVP 共沉淀物的制备时,应在搅拌下快速蒸发,以提高共沉淀物的均匀性。

3.共沉淀物蒸去溶剂后,倾入不锈钢板上应迅速冷凝固化,有利于提高共沉淀物的溶出速度。

4.样品搅拌溶解时,应保持搅拌时间一致,防止因搅拌时间差异造成溶出差别,因此本实验均控制搅拌时间为 5 min。

(三)固体分散体的质量检查

固体分散体的质量检查包括固体分散体中药物的分散状态(利用 X 射线衍射法、红外光谱法、差示热分析法等方法测定)、药物的溶解度与溶出速度、固体分散体的稳定性等。

实验结果与讨论

1.填写原料药、物理混合物、固体分散体中布洛芬溶解度测定结果(表16-1)。

表16-1　原料药、物理混合物、固体分散体中布洛芬溶解度测定结果

名称	A 值	溶解度
原料药		
物理混合物		
固体分散体		

2.填写原料药、物理混合物、固体分散体中黄芩苷溶出度测定结果(表16-2)。

表16-2　原料药、物理混合物、固体分散体中黄芩苷溶出度测定结果

名称	A 值	溶出度($t_{0.5}$)
原料药		
物理混合物		
固体分散体		

思考题

1.简述固体分散体速释和缓释的原理。
2.简述制备固体分散体的目的。
3.固体分散体在贮藏期内容易发生老化现象,如何延缓其老化,提高稳定性?

实验十七　固体制剂的溶出度试验

实验目的

1. 掌握　固体制剂(片剂、丸剂、胶囊剂)溶出度的试验原理、方法与数据处理。
2. 熟悉　溶出度测定的意义、溶出度测定仪的使用方法。

实验原理

溶出度是指在规定介质中药物从片剂或胶囊剂等固体制剂中溶出的速度和程度。崩解(或溶散)无法反映崩解后微细颗粒的再分解和溶解过程。当溶解过程为影响吸收的主要限速过程时,崩解(或溶散)时限往往不能作为判断药物制剂吸收的指标。固体制剂的溶出度测定法是一种较简单的体外试验法,对主药成分不易从制剂中释放,久贮后变为难溶物,在消化液中溶解缓慢,与其他成分共存易发生化学变化的药物,以及治疗剂量与中毒剂量接近的药物,均应作溶出度检查。凡检查溶出度的制剂,不再进行崩解(或溶散)时限检查。

溶出度的测定原理为 Noyes-Whitney 方程:$dc/dt = ks(Cs - Ct)$,式中 dc/dt 为溶出速度,k 为溶出速度常数,s 为固体药物表面积,Cs 为药物的饱和浓度,Ct 为 t 时溶液的药物浓度。

实验中,溶出介质的量必须远远超过使药物饱和时介质所需的量。一般至少为药物饱和时介质用量的 5~10 倍。现行《中国药典》溶出度测定方法规定有转篮法、桨法和小杯法,并对装置的结构和要求作了具体的规定。通常以固体制剂中主药溶出一定量所需时间或规定时间内主药溶出百分数作为制剂质量评价指标。

实验器材

1. 实验仪器　溶出度测定仪,紫外-可见分光光度计,电子天平,10 mL 容量瓶,

1 mL 移液管,0.8 μm 微孔滤膜等。

2. 实验材料 牛黄解毒片,对乙酰氨基酚片,盐酸,氢氧化钠,蒸馏水等。

实验内容

(一)对乙酰氨基酚片溶出度的测定

取本品,照溶出度与释放度测定法(通则0931第一法),以稀盐酸24 mL加水至1 000 mL为溶出介质,转速为100 r/min,依法操作,经30 min时,取溶液滤过,精密量取续滤液适量,用0.04%氢氧化钠溶液稀释成每1 mL中含对乙酰氨基酚5～10 μg的溶液,照紫外-可见分光光度法(通则0401),在257 nm的波长处测定吸光度,按$C_8H_9NO_2$的吸收系数($E_{1\,cm}^{1\%}$)为715计算每片的溶出量。

对乙酰氨基酚片用途:解热镇痛。

(二)牛黄解毒片中黄芩苷溶出度的测定

1. 比较E值的测定 取牛黄解毒片样品10片,精密称定,计算平均片重$\overline{W}$,将称定的药片研细,再精密称取相当于$\overline{W}$的量,置于1 000 mL容量瓶中,加入人工胃液至足量,摇匀,置37 ℃水浴中,浸渍24 h,不时振摇,取样,滤过,照紫外-可见分光光度法(通则0401),在276 nm波长处测定吸收度E值。

2. 样品E_i的测定 取人工胃液1 000 mL,加热至37 ℃,置溶出杯中,调节转篮转速为100 r/min,将精密称定重量(W_1)的药片一片置于转篮内,以溶出介质接触药片时为零时刻开始计时,然后每10 min取样一次,取样位置固定在转篮上端液面中间、距离溶出杯内壁1 cm处,每次取样10 mL(立即补充10 mL同温溶出介质),将样品液过滤,照紫外-可见分光光度法(通则0401),在276 nm波长处测定吸收度E_i值。

3. 用途 清热解毒,用于火热内盛,咽喉肿痛,牙龈肿痛,口舌生疮,目赤肿痛。

4. 注意事项 每次取样后要及时补充等温等量的释放介质。

实验结果与讨论

1. 填写对乙酰氨基酚片溶出度测定结果(表17-1)。

实验十七 固体制剂的溶出度试验

表 17-1 对乙酰氨基酚片溶出度测定结果

取样时间/min	30
吸收度	
累积溶出/%	

2. 填写牛黄解毒片溶出度测定结果(表 17-2)。

表 17-2 牛黄解毒片溶出度测定结果

取样时间/min	0	10	20	30	40	50	60	70	80	90	100
吸收度											
累积溶出/%											

$$累积溶出(\%) = \frac{\overline{W} \times E_i}{W_1 \times E}$$

3. 用普通坐标纸绘制溶出曲线:以累积溶出百分比对溶出时间逐一描点,并拟合一平滑曲线,通过累积溶出百分比 50% 处引一与 t 轴平行的直线,与溶出曲线相交于 A,过 A 点向 t 轴引垂线交于 t_1,此 t_1 即为 t_{50}。

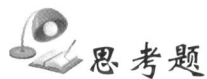思考题

1. 固体制剂进行体外溶出度测定的意义是什么?哪些药物应进行溶出度测定?
2. 影响溶出度测定结果的因素有哪些?

实验十八　缓释制剂的制备与释放度测定

实验目的

掌握骨架型缓释片的设计原理和制备工艺;缓释制剂释放度测定的方法。

实验原理

缓释制剂是指口服药物在规定溶剂(水、酸性介质、缓冲液等)中,按要求缓慢地非恒速释放,且每日用药次数与相应普通制剂比较至少减少1次或用药的间隔时间有所延长的制剂。缓释制剂按剂型分有片剂、颗粒剂、小丸剂、混悬剂、胶囊剂、膜剂、栓剂、植入剂等,其中,片剂又分为骨架片、膜控片、胃内漂浮片、生物黏附片等。

骨架片制备工艺相对简单,目前研究最多。骨架片是药物和一种或多种骨架材料以及其他辅料,通过制片工艺而成型的片状固体制剂。使用不同的骨架材料或采用不同工艺制成的骨架片,可以运用不同的释药机制延长作用时间、减少服用次数、降低刺激性或不良反应以及提高生物利用度。骨架可呈多孔型或无孔型。多孔型骨架片,药物通过微孔道扩散而释放,服从 Higuchi 方程,个别也可达零级释放;影响释放的主要因素是药物的溶解度、骨架孔隙率、孔径以及孔的曲率,一般适用于水溶性药物。无孔型骨架片的释药是外层表面的溶蚀—分散—溶出过程,扩散不是释药的主要途径,这类制剂可通过改变骨架材料用量或采用多种混合骨架材料等来调节释药速率;其释药过程服从一级或近一级动力学过程,少数可调节至零级过程。

常用的骨架材料有不溶性骨架材料,如乙基纤维素、聚乙烯、聚丙烯、聚硅氧烷、乙烯-醋酸乙烯共聚物和聚甲基丙烯酸甲酯等;生物溶蚀性骨架材料,如硬脂酸、巴西棕榈蜡、单硬脂酸甘油酯和十八烷醇等;亲水凝胶骨架材料,如纤维素衍生物(甲基纤维素、羟乙基纤维素、羟丙基甲基纤维素等)、非纤维素多糖(壳聚糖、半乳糖、甘露聚糖等)以及乙烯聚合物和丙烯酸树脂(聚乙烯醇和聚羧乙烯等)。骨架片的制备可采用直接压片、湿法制粒压片、干法制粒压片等方法。

释放度是指药物从缓释制剂、控释制剂或肠溶制剂在规定溶剂中释放的速度和程度,检查释放度的制剂不再进行溶出度或崩解时限的检查。释放度的测定,可用于制剂处方工艺的筛选,亦用于控制片剂的质量,确保片剂以适宜的速度释药进而确保其疗效。释放度的测定方法,照溶出度测定法项下进行,释放介质为人工胃液和人工肠液等,有时也可用水或其他介质。一般至少采用 3 个时间取样,在规定时间、规定取样点,吸取溶液适量,滤过,测定,并计算释放量。

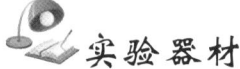

实验器材

1. **实验仪器** 溶出度滴定仪,紫外-可见分光光度计,高效液相色谱仪,研钵,电子天平,搪瓷盘,尼龙筛(16 目),不锈钢筛(80 目、40 目),烘箱,单冲压片机,浅凹冲头(9.5 mm),硬度计,量筒,微孔滤膜滤器(孔径 0.8 μm),量瓶(500 mL、10 mL)等。

2. **实验材料** 布洛芬原料药,布洛芬对照品,羟丙基甲基纤维素(HPMC K15),微晶纤维素(MCC,PH102 或 PH103),乳糖,滑石粉,乙醇(90%)等。

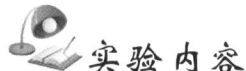

实验内容

(一) 布洛芬缓释片的制备

【处方】
布洛芬	30 g
HPMC K15	3.0 g
乳糖	1.8 g
90% 乙醇	适量
滑石粉	0.2 g
	共制 100 片

【制法】取布洛芬、HPMC K15、乳糖,粉碎,分别过 80 目筛。按处方称取上述原辅料,在研钵中混合,过 40 目筛混合 3 次,加 90% 乙醇适量制成适宜软材,过 16 目筛制湿颗粒,50~60 ℃干燥(约 1 h),16 目筛整粒,加入滑石粉混匀,压片。每片含主药量为 300 mg,硬度控制在 60~80 N。

(二) 布洛芬缓释片的释放度试验

1. **方法一** 取本品,照释放度测定法(通则第一法转篮法)进行。以磷酸盐缓冲液(pH 值 7.2)900 mL 为溶出介质,转速为 100 r/min,依法操作,在 1、2、3、4、5、6 h 分别取溶液 10 mL,立即经 0.8 μm 微孔滤膜滤过,并即时在操作容器中补充磷酸盐缓冲液(pH 值 7.2)10 mL。分别精密量取滤液各 1 mL,分别置于 10 mL 量瓶中,加磷酸盐缓冲液(pH 值 7.2)至刻度,摇匀,照紫外-可见分光光度法(通则 0401),于 222 nm 波长处分别测定吸收度。按吸收系数($E_{1\,cm}^{1\%}$)为449计算释放度。

2. **方法二** 取本品,照释放度测定法(通则第一法转篮法)进行。以磷酸盐缓冲液(pH值7.2)900 mL为溶出介质,转速为100 r/min,依法操作,在1、2、3、4、5、6 h分别取溶液10 mL,立即经0.8 μm微孔滤膜滤过,并即时在操作容器中补充磷酸盐缓冲液(pH 7.2)10 mL。取滤液微孔滤膜过滤,取过滤液备用。精密量取滤液20 μL注入液相色谱仪,记录色谱峰面积。另取布洛芬对照品约15 mg,精密称定,置于50 mL量瓶中,加甲醇2 mL使溶解,用溶出介质稀释至刻度,摇匀,同法测定。分别计算每片在不同时间的溶出量。色谱条件:用十八烷基硅烷键合硅胶为填充剂;以醋酸钠缓冲液(取醋酸6.13 g,加水750 mL使溶解,用醋酸调节pH值至2.5)-乙腈(40∶60)为流动相;检测波长为263 nm。理论板数按布洛芬峰计算不低于2 500。

(三)质量检查

缓释制剂的质量检查包括性状、鉴别、重量差异、含量均匀度、释放度、微生物限度、含量测定等。

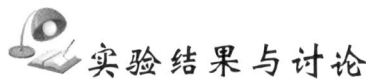

实验结果与讨论

1. **释放度的计算** 根据吸收系数,计算各取样时间的药物释放量,并按标示量计算各取样时间的累积释放百分率(表18-1)。

表18-1 布洛芬缓释片释放度数据

时间/h	吸收度(A)	累积释放百分率	待释放百分率	1 g(待释放百分率)
1				
2				
3				
4				
5				
6				
7				

注:待释放百分率(%)=100%-累积释放百分率(%)。

2. **释放曲线绘制** 以累积释放百分率对时间作图,得释放曲线。以待释放百分率的对数对时间作图,观察所得曲线是否近似呈直线,若该曲线呈直线,则表明缓释片的释药呈现一级速率过程。

思考题

1. 在布洛芬缓释片处方中,HPMC K15、MCC、乳糖的作用各是什么?
2. 缓释制剂释放度的测定要求是什么?缓释制剂进行体外释放度检查的意义是什么?

实验十九 药物制剂的稳定性试验

实验目的

1. 掌握 药物制剂稳定性的考核项目和考核方法;恒温加速试验法预测药物有效期的方法。
2. 熟悉 影响药物制剂稳定性的因素与提高稳定性的方法。

实验原理

安全、有效、稳定是药物制剂的基本要求。药物药剂的稳定性是指药物制剂在生产、运输、贮藏直至临床应用前的一系列过程中质量变化的速度和程度。药物分解变质,不仅使疗效降低,甚至产生不良反应,故药物制剂的稳定性对制剂的安全、有效非常重要。

药物制剂的稳定性包括物理稳定性、化学稳定性、生物学稳定性等。化学稳定性主要表现为药物降解反应,水解和氧化是药物降解的主要途径。研究表明,在一定温度下,药物降解多为一级或伪一级反应。以 C_0 表示反应开始时($t=0$)药物的浓度,一级反应的速度方程为:

$$\lg C = -\frac{K}{2.303}t + \lg C_0$$

式中 K 为药物的反应速度常数。由上述公式可知,以 $\lg C$ 对 t 作图呈一直线关系,其斜率为 $-K/2.303$,截距为 $\lg C_0$,由斜率即可求出该温度下的降解速度常数 K。一般将药物在室温(25 ℃)下降解10%所需的时间($t_{0.9}$)作为有效期,若药物降解为一级动力学过程,$t_{0.9}$的计算公式为:

$$t_{0.9} = \frac{0.105\,4}{K}$$

稳定性实验方法主要有影响因素法、长期试验法(留样观察法)、加速试验法、经典恒温法等。影响因素法一般常用于原料药、制剂处方组成和工艺设计,而对制剂有效期的预测多采用长期试验法和加速试验法。经典恒温法不能用于新药研究,只用于溶液型制剂的科学研究、有效期预测等。

经典恒温加速试验法的理论依据是 Arrhenius 指数方程,反应速度常数 K 和绝对温度 T 之间的关系,可用下列公式表示:

$$K = Ae^{-E/(RT)} \quad \text{或} \quad \lg K = -\frac{E}{2.303R} \cdot \frac{1}{T} + \lg A$$

式中:A 为频率因子;E 为活化能;R 为气体常数。

由公式可知,以 $\lg K$ 对 $\frac{1}{T}$ 作图呈一直线,由线性方程可求出室温(25 ℃)或任何温度下的反应速度常数和有效期。

经典恒温法的实验步骤:设计试验方法,进行试验;取样测定药物浓度,确定反应级数;计算各实验温度的 K 值;计算室温(20 ℃ 或 25 ℃)的 K 值;计算有效期。加速试验温度一般至少 4 个,每个温度做 4 次以上的取样分析。

实验器材

1. **实验仪器** 超级恒温水浴,5 mL 移液管,滴定管(酸性、碱性各 1 支),碘量瓶,10 mL 移液管,500 mL 量瓶。

2. **实验材料** 青霉素 G 钠盐,维生素 C 注射液(2 mL∶0.25 g),柠檬酸,磷酸氢二钠,硫代硫酸钠,盐酸,氢氧化钠,醋酸缓冲液(pH 值 4.5),0.1 mol/L 碘液,丙酮,稀醋酸,淀粉指示液等。

实验内容

(一) 青霉素稳定性试验

1. **青霉素 G 钠盐溶液的配制** 取青霉素 G 钠盐 1.6 g 精密称定,置于 2 000 mL 容量瓶中,用 pH 值为 4 的缓冲溶液(柠檬酸、磷酸氢二钠缓冲溶液)定容。分别置于 500 mL 容量瓶中,分别置于 45、40、35、30 ℃ 恒温水浴中水解,立即用 5 mL 移液管吸出溶液两份,每份 5 mL,分别置于 2 个碘量瓶中,同时记录取样时间,以后分别按 15、20、30、60 min 为时间间隔,定时取样,立即冷却,测定一定时间后剩余的青霉素 G 钠盐的量。或取青霉素 G 钠盐 70~80 mg 精密称定,置于 100 mL 容量瓶中,用 pH 值为 4 的缓冲溶液(柠檬酸、磷酸氢二钠缓冲溶液)定容,将此容量瓶置于恒温水浴中水解,取样测定,操作同上。

附枸橼酸-磷酸氢二钠缓冲液(pH 值 4.0)的配制:取枸橼酸 21 g 或无水枸橼酸

19.2 g,加水使溶解成1 000 mL,置冰箱内保存(甲液)。取磷酸氢二钠71.63 g,加水使溶解成1 000 mL(乙液)。取上述甲液61.45 mL与乙液38.55 mL混合,摇匀,即得。

2. 剩余青霉素G钠盐浓度的测定　用5 mL移液管定量吸取5 mL样品溶液各2份,置洁净的碘量瓶中备用。

(1) 1份加入NaOH溶液(1 mol/L)5 mL放置15 min,加入盐酸溶液(1 mol/L)5 mL(中和过量的NaOH),加入醋酸缓冲液(pH值4.5)10 mL摇匀,加入碘液10 mL,暗处放置15 min(待碘与残存青霉素反应完全,且碘又不因遇光而氧化),加入淀粉指示剂5~6滴,立即用硫代硫酸钠溶液回滴剩余的碘,至溶液蓝色消失,记录所用硫代硫酸钠溶液的体积,记录为b。

(2) 另一份则直接加入醋酸缓冲液(pH值4.5)10 mL摇匀,加入碘液10 mL,暗处放置15 min,加入淀粉指示剂5~6滴,立即用硫代硫酸钠回滴剩余的碘,至溶液蓝色消失,记录所用硫代硫酸钠溶液的体积,记录为a。

(3) 由$a-b$求得实际消耗碘的量,以$\lg(a-b)$对时间回归或作图,求得不同温度下的K值。

3. 数据记录

(1) 数据表:见表19-1。

表19-1　青霉素稳定性试验取样温度、时间间隔

时间	耗碘量	45 ℃/15 min	40 ℃/20 min	35 ℃/30 min	30 ℃/60 min
t_1	$v_0(a-b)$				
t_2	v_1				
t_3	v_2				
t_4	v_3				
t_5	v_4				

(2) 数据处理:以$\lg(a-b)$对时间回归或作图,由直线的斜率求得不同温度下的K值。以$\lg K$对$1/T$作图,由$\lg K=-E/2.303RT+\lg A$得一直线,在直线上求出室温25 ℃对应的K值。由一级反应$t_{0.9}=0.105\ 4/K$,计算出青霉素G钠盐的有效期。

4. 注意事项

(1) 青霉素稳定性试验设计原理:青霉素G钠盐在水中迅速水解破坏,残余未破坏的青霉素G钠盐可用碘量法测定,即先用NaOH溶液处理,再经酸化生成青霉噻唑酸,然后用碘液定量氧化,过量的碘用硫代硫酸钠标准溶液回滴(淀粉作指示剂)。取样品置恒温水浴中,加速水解。每隔一定时间取样测定一次。随着水解的进行残余青霉素G钠盐量逐渐减少,碘液消耗量也逐渐减少,这样取得一系列数据。

(2) 经典恒温法：常采用 4 个温度进行加速试验，各温度的取样间隔时间点一般应取 4~5 个。间隔时间的确定，应以各取样点消耗的碘液体积有明显差别为宜。

(二) 维生素 C 注射液稳定性试验

1. 加速试验　将同一批号的维生素 C 注射液样品(2 mL:0.25 g)分别置于 4 个不同温度(如 70、80、90 和 100 ℃)的恒温水浴中，间隔一定时间(如 70 ℃间隔 24 h，80 ℃间隔 12 h，90 ℃间隔 6 h，100 ℃间隔 3 h)取样，每个温度的间隔取样次数均为 5 次。样品取出后，立即冷却或置冰箱保存，然后分别测定样品中的维生素 C 含量。

2. 维生素 C 含量测定方法　精密量取维生素 C 注射液 1 mL，置 150 mL 锥形瓶中，加蒸馏水 15 mL 与丙酮 2 mL，摇匀，放置 5 min，加稀醋酸 4 mL 与淀粉指示液 1 mL，用碘液(0.1 mol/L)滴定，至溶液显蓝色并持续 30 s 不褪。每 1 mL 的碘液(0.1 mol/L)相当于 8.806 mg 的维生素 C($C_6H_5O_6$)。

3. 数据记录　见表 19-2。

表 19-2　维生素 C 取样温度、时间间隔

时间	耗碘量	100 ℃/3 h	90 ℃/6 h	80 ℃/12 h	70 ℃/24 h
t_1	$v_0(a-b)$				
t_2	v_1				
t_3	v_2				
t_4	v_3				
t_5	v_4				

4. 注意事项

(1) 维生素 C 注射剂稳定性试验设计原理。维生素 C 分子结构中，在羰基毗邻的位置上有两个烯醇基，很容易被氧化。在有氧条件下，先氧化成去氢维生素 C，然后水解为 2,3-二酮古罗酸糖，此化合物进一步氧化为草酸与 L-丁糖酸。维生素 C 的氧化降解反应已由试验证明为一级反应，维生素 C 的含量测定采用碘量法，利用维生素 C 的还原性和碘液的氧化性，它们可以发生定量反应。测定维生素 C 含量时，加丙酮的作用是因为维生素 C 注射液中加有亚硫酸氢钠等抗氧剂，其还原性比烯二醇基更强，因此要消耗碘；加丙酮就可避免发生这一作用，因为丙酮能与亚硫酸氢钠起反应。加稀乙酸的作用是维生素 C 分子中的烯二醇基具有还原性，能被碘定量地氧化成二酮基，在碱性条件下更有利于反应的进行，但维生素 C 还原性很强，在空气中极易被氧化，特别在碱性时，所以，加适量乙酸保持一定的酸性，以减少维生素 C 受碘以外其他氧化剂的影响。

(2) 实验中所用维生素 C 注射液的批号全部相同。按规定间隔时间加热、取出后，

应立即测定维生素 C 含量,否则应置于冰箱保存,以免含量发生变化。

(3) 测定维生素 C 含量时,所用碘液的浓度应前后一致(宜用同一瓶的碘液),否则误差较大。因各次测定所用的是同一碘液,故碘液的浓度不必精确标定,注射液维生素 C 含量亦可不必计算,只比较各次消耗的碘液量即可。一般将零时间样品(即未经加热的维生素 C 注射液)消耗的碘液量作为 100% 相对浓度,其他各时间消耗的碘液毫升数与它比较,从而得出各时间的 $C_{相}\%$。

实验结果与讨论

1. 填写青霉素稳定性试验结果(表 19-3)。

表 19-3　青霉素稳定性试验结果

湿度	回归方程	K	
$T_{25\ ℃}$	……		$t_{0.9}$
$T_{30\ ℃}$			
$T_{35\ ℃}$			
$T_{40\ ℃}$			
$T_{45\ ℃}$			

2. 填写维生素 C 注射液稳定性试验结果(表 19-4)。

表 19-4　维生素 C 注射剂稳定性试验结果

湿度	回归方程	K	
$T_{70\ ℃}$			
$T_{80\ ℃}$			
$T_{90\ ℃}$			
$T_{100\ ℃}$			
$T_{25\ ℃}$	……		$t_{0.9}$

思考题

1. 经典恒温加速试验法预测药物有效期的理论依据是什么？具体的实验步骤是什么？
2. 从制剂稳定性角度考虑，青霉素 G 钠盐在临床应用中应注意些什么？

实验二十　中药制剂的制备

一、中药合剂(口服液)的制备

实验目的

1. 掌握　中药合剂(口服液)的制备工艺流程及操作要点。
2. 熟悉　中药合剂(口服液)常规质量检查方法。
3. 了解　液体药剂的灌装设备。

实验原理

合剂是指饮片用水或其他溶剂,采用适宜的方法提取制成的口服液体制剂(单剂量灌装者也可称"口服液")。合剂是在汤剂的基础上改进和发展起来的新剂型,既保持了汤剂综合浸出方药的多种成分,保证制剂的综合疗效,吸收快、奏效迅速的特点;又克服了汤剂等诸多不便,即减小了体积,便于携带、服用和贮存。合剂在生产中可根据需要加入适宜的附加剂,如防腐剂、矫味剂等,且所加入的附加剂应符合国家有关规定,不影响成品的稳定性,并应避免对检验产生干扰。必要时可加入适量的乙醇,合剂若需加入蔗糖,除另有规定外,含蔗糖量应不高于20%(g/mL)。除另有规定外,合剂应澄清。在贮存期间不得有发霉、酸败、异物、变色、产生气体或其他变质现象,允许有少量摇之易散的沉淀。

合剂制备的一般工艺流程:浸提→精制→浓缩→分装→灭菌→成品。

1. 浸提　根据饮片所含有效物质的理化性质进行提取,一般采用煎煮法。若处方包含具有挥发性成分的饮片,可采用水蒸气蒸馏法提取挥发性成分,药渣再与其他药味一起煎煮。此外,亦可根据饮片中有效成分的特性,选用适宜浓度的乙醇或其他溶剂,采用渗漉法、回流法等方法浸提。

2. 精制　中药合剂多采用水提醇沉淀法处理,但该法耗醇量高,易造成醇不溶性成分丢失。此外,醇提水沉淀法、大孔树脂吸附法、超滤法、澄清剂法愈来愈受到重视,已在中药提取液的精制方面得到较多的研究和应用。

3. 浓缩　工业生产常用多效蒸发器减压浓缩。浓缩程度一般以每日服用量在 30~60 mL 为宜。经醇沉纯化处理的合剂,应先回收乙醇,再浓缩,每日服用量控制在 20~40 mL。在汤剂基础上制成的合剂,其浓缩程度原则上与每日服用剂量相等。

4. 配液　可根据需要加入适宜的矫味剂、防腐剂、pH 调节剂及稳定剂等,如有挥发油或油水混合物可加入增溶剂。

5. 分装　可经粗滤、精滤后,灌装于无菌洁净干燥的容器中,或者按单剂量灌装于指形管或适宜容器中,密封。

6. 灭菌　采用煮沸灭菌法、流通蒸气灭菌法或热压灭菌法。

实验器材

1. **实验仪器**　电磁炉,电热套,渗漉筒,挥发油提取器,布氏漏斗,电子天平,pH 计、韦氏比重秤等。

2. **实验材料**　饮片,苯甲酸钠,吐温-80,蔗糖,乙醇、纯化水。

实验内容

(一)玉屏风口服液

【处方】黄芪　　　　　　　　　　600 g
　　　　防风　　　　　　　　　　200 g
　　　　白术(炒)　　　　　　　　200 g

【制法】以上 3 味,将防风酌予碎断,提取挥发油,蒸馏后的水溶液另器收集;药渣及其余黄芪等两味加水煎煮 2 次,第 1 次 1.5 h,第 2 次 1 h,合并煎液,滤过,滤液浓缩至 1 000 mL,加等量乙醇使沉淀,取上清液减压回收乙醇,加水搅匀,静置,取上清液滤过,滤液浓缩。取蔗糖 400 g 制成糖浆,与上述浓缩液合并,再加入挥发油及蒸馏后的水溶液调整总量至 1 000 mL,搅匀,滤过,灌装(10 mL/支),灭菌,即得。

【用途】益气,固表,止汗。用于表虚不固,自汗恶风,面色㿠白,或体虚易感风邪者。口服。每次 10 mL,每日 3 次。每支装 10 mL。

(二)四物合剂

【处方】当归　　　　　　　　　　250 g
　　　　川芎　　　　　　　　　　250 g

| 白芍 | 250 g |
| 熟地黄 | 250 g |

【制法】以上4味,当归和川芎冷浸0.5 h,用水蒸气蒸馏,收集蒸馏液约250 mL,蒸馏后的水溶液另器保存,药渣与白芍、熟地黄加水煎煮3次,第1次1 h,第2、3次各1.5 h,合并煎液,滤过,滤液与上述水溶液合并,浓缩至相对密度为1.18~1.22(65 ℃)的清膏,加入乙醇,使含醇量达55%,静置24 h,滤过,回收乙醇,浓缩至相对密度为1.26~1.30(60 ℃)的稠膏,加入上述蒸馏液、苯甲酸钠3 g及蔗糖35 g,加水至1 000 mL,滤过,灌封,灭菌,即得。

(三)八正合剂

【处方】
瞿麦	118 g
车前子(炒)	118 g
萹蓄	118 g
大黄	118 g
滑石	118 g
川木通	118 g
栀子	118 g
甘草	118 g
灯心草	59 g

【制法】以上9味,车前子用25%乙醇浸渍,收集浸渍液。大黄用50%乙醇作溶剂,浸渍24 h后进行渗漉,收集渗漉液,减压回收乙醇。其余瞿麦等7味加水煎煮3次,滤过,合并滤液,滤液浓缩至约1 300 mL,与浸渍液、渗漉液合并,静置,滤过,滤液浓缩至近1 000 mL,加入苯甲酸钠3 g,加水使成1 000 mL,搅匀,灌封、灭菌,即得。

【用途】清热,利尿,通淋。用于湿热下注,小便短赤,淋沥涩痛,口燥咽干。口服,每次15~20 mL,每日3次,用时摇匀。

【注意事项】

1.采用水蒸气蒸馏法提取处方中挥发油,注意所含有挥发油的密度,选择相应的挥发油提取器。制剂中最终加入挥发油时,可加入适量表面活性剂增加挥发油的溶解度,保证合剂的澄明度。

2.进行渗漉提取前应将饮片粉碎成粗粉,并注意填装渗漉筒时应均匀,控制适当流速。

3.大黄具泻热通腑、利湿作用。其主要药效成分为蒽醌类衍生物如大黄素、大黄酚、芦荟大黄素、大黄酸等,而游离的蒽醌类化合物通常可溶于丙酮、甲醇及乙醇,不溶于或难溶于水中;长时间加热亦可降低大黄的泻热利湿作用,因此,大黄用50%乙醇浸渍24 h后,用5倍量的50%乙醇,以2 mL/min速度渗滤。

(四)合剂(口服液)的质量检查

1.性状 除另有规定外,合剂应澄清。在贮存期间不得有发霉、酸败、异物、变色、产生气体或其他变质现象,允许有少量摇之易散的沉淀。

2. 相对密度　除另有规定外,测定温度为 20 ℃。液体药剂的相对密度,一般用比重瓶进行测定;测定易挥发液体的相对密度时,可用韦氏比重秤进行测定。合剂(口服液)的相对密度照相对密度测定法(通则 0601)检查,应符合规定。

附通则 0601(相对密度的测定——韦氏比重秤法):取 20 ℃ 时相对密度为 1 的韦氏比重秤,用新煮沸过的冷水将所附玻璃圆筒装至八分满,置 20 ℃(或各品种项下规定的温度)的水浴中,搅动玻璃圆筒内的水,调节温度至 20 ℃(或各品种项下规定的温度),将悬于秤端的玻璃锤浸入圆筒内的水中,秤臂右端悬挂游码于 1.0000 处,调节秤臂左端平衡用的螺旋使平衡,然后将玻璃圆筒内的水倾去,拭干,装入供试液至相同的高度,并用同法调节温度后,再把拭干的玻璃锤浸入供试液中,调节秤臂上游码的数量与位置使平衡,读取数值,即得供试品的相对密度。

3. pH　照 pH 值测定法(通则 0631)检查,应符合规定。

附通则 0631(pH 值测定法):溶液的 pH 值使用酸度计测定。水溶液的 pH 值通常以玻璃电极为指示电极、饱和甘汞电极或银-氯化银电极为参比电极进行测定。酸度计应定期进行计量检定,并符合国家有关规定。测定前,应采用下列标准缓冲液校正仪器,也可用国家标准物质管理部门发放的标示 pH 值准确至 0.01 pH 单位的各种标准缓冲液校正仪器。

4. 装量　单剂量灌装的口服液,照装量检查法(通则 0116)检查,应符合规定。多剂量灌装的合剂,照最低装量检查法(通则 0942)检查,应符合规定。

实验结果与讨论

1. 填写各制剂质量检查结果(表 20-1)。

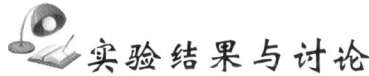

表 20-1　合剂(口服液)质量检查结果

名称	性状	相对密度	pH 值
玉屏风口服液			
四物合剂			
八正合剂			

2. 讨论合剂(口服液)制备过程中的注意事项。

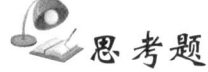 思考题

1. 合剂与口服液处方中含有的挥发油应该如何处理？
2. 合剂与口服液控制相对密度和 pH 值有什么意义？
3. 口服液体制剂一般需要加入哪些附加剂？常用品种有哪些？
4. 如何解决合剂与口服液的沉淀问题？

二、糖浆剂的制备

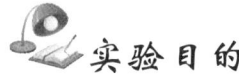 实验目的

1. 掌握　糖浆剂的制备方法。
2. 熟悉　含糖量与相对密度的测定方法。

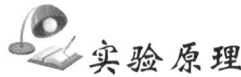 实验原理

糖浆剂是指含有原料药物的浓蔗糖水溶液。根据所含成分和用途的不同，可分为单糖浆、药用糖浆和芳香糖浆。单糖浆为蔗糖的近饱和水溶液，其浓度为 85%（g/mL），单糖浆不含任何药物，除作为制备药用糖浆的原料外，还可作为矫味剂、助悬剂、黏合剂。药用糖浆为含药物或药材提取物的浓蔗糖水溶液，具有一定的治疗作用。芳香糖浆为含芳香性物质或果汁的浓蔗糖水溶液，主要用作液体药剂的矫味剂。

中药糖浆剂的制备工艺流程：物料准备→浸提→精制→滤过→灌装→质检→包装。

除另有规定外，糖浆剂含糖量应不低于 45%（g/mL）。一般将饮片提取浓缩液或将药物用新煮沸过的水溶解后，加入单糖浆；如直接加入蔗糖配制，则需煮沸，滤过，并且自滤器上添加适量新煮沸过的水，使成处方规定量。糖浆剂中可加入山梨酸、苯甲酸、羟苯酯类等防腐剂。必要时亦可添加适量乙醇、甘油或其他多元醇。

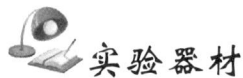 实验器材

1. 实验仪器　烧杯，量筒，电子天平，电磁炉，不锈钢锅，渗漉筒，糖量计，韦氏比重计等。

2. **实验材料** 饮片,蔗糖,苯甲酸钠,山梨酸,乙醇,蒸馏水等。

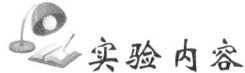
实验内容

(一)单糖浆

【处方】蔗糖　　　　　　　　　　42.5 g
　　　　蒸馏水　　　　　　　　　加水至50.0 mL

【制法】取蒸馏水20 mL煮沸,加入蔗糖搅拌溶解后,继续加热至沸,用多层纱布或脱脂棉趁热过滤,自滤器上添加适量蒸馏水,使其冷却至室温时为50 mL,搅匀,即得。

【用途】本品含糖量为85%(g/mL)或65%(g/mL),可用于制备其他含药糖浆,或作为口服液体制剂的矫味剂,也可作片剂、丸剂的黏合剂。

(二)鼻渊糖浆

【处方】苍耳子　　　　　　　　　1 664 g
　　　　辛夷　　　　　　　　　　312 g
　　　　野菊花　　　　　　　　　104 g
　　　　金银花　　　　　　　　　104 g
　　　　茜草　　　　　　　　　　104 g
　　　　蒸馏水　　　　　　　　　加水至1 000 mL

【制法】以上5味,取处方量的1/10,辛夷和野菊花提取挥发油,蒸馏后的水溶液另器收集。苍耳子加水煎煮2次,每次0.5 h,合并煎液,滤过,滤液静置。金银花加水于70~80 ℃温浸2次,每次0.5 h,合并浸提液,滤过,滤液静置。合并上述2种澄清药液和辛夷、野菊花的蒸馏水液,浓缩至适量。另取茜草粉碎成粗粉,按渗漉法制备,用70%乙醇作溶剂,浸渍48 h后,缓缓渗漉,待有效成分完全漉出,收集渗漉液,回收乙醇,浓缩至适量,静置,取上清液与上述浓缩液合并,静置,滤过,滤液浓缩至适量;加入蔗糖60 g,山梨酸0.2 g,煮沸溶解,滤过,放冷;加入上述辛夷和野菊花挥发油;加水至100 mL,搅拌均匀,即得。

【用途】祛风宣肺、清热解毒,通窍止痛。用于鼻塞鼻渊,通气不畅,流涕黄浊,嗅觉不灵,头痛,眉棱骨痛。

【注意事项】含有饮片提取物的糖浆,允许有少量轻摇易散的沉淀。辛夷、野菊花提取挥发油的密度小于1。茜草渗漉时应注意渗漉速度。

(三)小儿热速清糖浆

【处方】柴胡　　　　　　　　　　250.0 g
　　　　黄芩　　　　　　　　　　125.0 g

葛根　　　　　　　　125.0 g
水牛角　　　　　　　62.5 g
金银花　　　　　　　187.5 g
板蓝根　　　　　　　250.0 g
连翘　　　　　　　　150.0 g
大黄　　　　　　　　62.5 g

【制法】以上 8 味,柴胡、金银花、连翘提取挥发油,蒸馏后的水溶液另器收集。水牛角加水煎煮 3 h 后,再加蒸馏后的药渣与黄芩等 4 味煎煮 2 次,每次 1 h,合并煎液,滤过,滤液与上述水溶液合并,减压浓缩至相对密度为 1.12~1.17(60 ℃)的清膏,加乙醇使含醇量达 65%,搅匀,静置 48 h,取上清液回收乙醇,浓缩液加水适量,蔗糖 600 g,苯甲酸钠 3 g,煮沸使溶解,滤过,放冷,加入上述挥发油,搅匀,调整总量至 1 000 mL,搅匀即得。

【用途】清热解毒,泻火利咽。用于小儿外感风热所致的感冒,症见高热、头痛、咽喉肿痛、鼻塞流涕、咳嗽、大便干结。口服,1 岁以内,每次 2.5~5.0 mL;1~3 岁,每次 5~10 mL;3~4 岁,每次 10~15 mL;7~12 岁,每次 15~20 mL;每日 3~4 次。

(四)糖浆剂的质量检查

1. 性状　除另有规定外,糖浆剂应澄清。在贮存期间不得有发霉、酸败、产生气体或其他变质现象,允许有少量摇之易散的沉淀。

2. 含糖量　糖浆剂含蔗糖量应不低于 45%(g/mL)。

3. 相对密度　除另有规定外,测定温度为 20 ℃。液体药剂的相对密度,一般用比重瓶进行测定;测定易挥发液体的相对密度时,可用韦氏比重秤进行测定。糖浆剂的相对密度照相对密度测定法(通则 0601)检查,应符合规定。

附通则 0601(相对密度的测定——韦氏比重秤法):取 20 ℃时相对密度为 1 的韦氏比重秤,用新煮沸过的冷水将所附玻璃圆筒装至八分满,置 20 ℃(或各品种项下规定的温度)的水浴中,搅动玻璃圆筒内的水,调节温度至 20 ℃(或各品种项下规定的温度),将悬于秤端的玻璃锤浸入圆筒内的水中,秤臂右端悬挂游码于 1.0000 处,调节秤臂左端平衡用的螺旋使平衡,然后将玻璃圆筒内的水倾去,拭干,装入供试液至相同的高度,并用同法调节温度后,再把拭干的玻璃锤浸入供试液中,调节秤臂上游码的数量与位置使平衡,读取数值,即得供试品的相对密度。

4. pH　照 pH 值测定法(通则 0631)检查,应符合规定。

附通则 0631(pH 值测定法):溶液的 pH 值使用酸度计测定。水溶液的 pH 值通常以玻璃电极为指示电极、饱和甘汞电极或银-氯化银电极为参比电极进行测定。酸度计应定期进行计量检定,并符合国家有关规定。测定前,应采用下列标准缓冲液校正仪器,也可用国家标准物质管理部门发放的标示 pH 值准确至 0.01 pH 单位的各种标准缓冲液校正仪器。

5. 装量　单剂量灌装的糖浆剂,照装量检查法(通则 0116)检查,应符合规定。多剂量灌装的糖浆剂,照最低装量检查法(通则 0942)检查,应符合规定。

实验结果与讨论

1. 填写各糖浆剂的质量检查结果(表 20-2)。

表 20-2　糖浆剂质量检查结果

名称	性状	含糖量	相对密度	pH 值
单糖浆				
鼻渊糖浆				
小儿热速清糖浆				

2. 讨论糖浆剂制备过程中的注意事项。

思考题

1. 煎膏剂、糖浆剂均为含糖制剂,二者有何区别?
2. 糖浆剂的制备过程中应注意什么问题? 为什么?

三、煎膏剂的制备

实验目的

1. 掌握　煎膏剂的制备方法。
2. 熟悉　含糖量、相对密度的测定方法。

实验原理

煎膏剂是指中药饮片加水煎煮,去渣浓缩后,加糖或者炼蜜制成的稠厚状半流体制剂,又叫膏滋,具有浓度高、体积小、药物滋润等特点,是中医长期习惯用于治疗慢性病的一种浸出药剂。一般按规定的方法煎煮,滤过,滤液浓缩至规定的相对密度,即得清膏,需加入药粉,除另有规定外,一般应加入细粉。除另有规定外,加炼蜜或糖(或转化糖)的量一般不超过清膏量的3倍。煎膏剂应无焦臭、异味,无糖的结晶析出。制备工艺如下。

1. 煎煮　饮片一般以煎煮法浸提。饮片加水煎煮2~3次,每次2~3 h,合并煎液,静置澄清,吸取上清液,滤过,备用。若为新鲜果类,则宜洗净后压榨取汁,果渣加水煎煮,煎液与果汁合并备用。也可用适宜浓度的乙醇为溶剂浸提饮片中的有效成分,浸提液回收乙醇后备用。

2. 浓缩　将浸提液浓缩至规定的相对密度,即得清膏。

3. 炼糖或炼蜜　煎膏剂中的蔗糖和蜂蜜必须炼制后加入,其目的在于去除杂质、杀灭微生物、减少水分,防止煎膏剂产生"返砂"(煎膏剂贮藏一定时间后析出糖的结晶)现象。炼糖的方法:取蔗糖加入糖量一半的水及0.1%的酒石酸,加热溶解保持微沸,至糖液呈金黄色,转化率达40%~50%。

4. 收膏　清膏中加入规定量的炼糖或炼蜜,不断搅拌,继续加热熬炼至规定的标准即可。收膏时随着药液稠度的增加,加热温度可相应降低。收膏时的相对密度一般在1.40左右。

5. 分装与贮藏　煎膏剂应分装在洁净干燥灭菌的大口容器中,待充分冷却后加盖密闭,以免水蒸气冷凝后流回膏滋表面,久贮后表面易产生霉败现象。煎膏剂应贮藏于阴凉干燥处,服用时取用器具亦须干燥洁净。

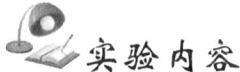

实验器材

1. 实验仪器　韦氏比重计,比重瓶,渗漉筒,电热套,电磁炉,搪瓷盘,不锈钢锅,烧杯等。

2. 实验材料　饮片,红糖,蜂蜜,苯甲酸钠等。

实验内容

(一)益母草膏

【处方】益母草　　　　　　　500 g
　　　　红糖　　　　　　　　150 g

【制法】将益母草置于不锈钢锅中,加水高于饮片3~4 cm,煎煮2次,每次2 h,合并煎液,滤过,浓缩至相对密度1.21~1.25(80~85 ℃)的清膏。每100 g清膏加红糖

200 g,加热溶化,混合均匀,浓缩至规定的相对密度,即得。

【用途】活血调经。用于血瘀所致的月经不调、产后恶露不绝,症见月经量少、淋漓不净、产后出血时间过长;产后子宫复旧不全见上述证候者。口服,每次 10 g,每日 1～2 次。孕妇禁用。

【注意事项】相对密度应不低于 1.36(通则 0183);取本品 10 g,加水 20 mL,相对密度应为 1.10～1.12。

(二)益肺清化膏

【处方】
黄芪	250 g	党参	125 g
北沙参	100 g	麦冬	75 g
仙鹤草	125 g	拳参	100 g
败酱草	83 g	白花蛇舌草	167 g
川贝母	75 g	紫菀	75 g
桔梗	75 g	苦杏仁	100 g
甘草	50 g		

【制法】以上 13 味,党参、败酱草、白花蛇舌草、桔梗、川贝母用乙醇回流提取 1.5 h,滤过,药渣备用,滤液回收乙醇并浓缩至相对密度为 1.35～1.40(60 ℃)的稠膏,其余苦杏仁等味及上述药渣,加水煎煮 2 次,第 1 次 1.5 h,第 2 次 1 h,合并煎液,滤过,滤液浓缩至相对密度为 1.28～1.32(60 ℃)的稠膏,将上述两种稠膏合并,混匀。每 100 g 稠膏加炼蜜 20 g,加入制成总量 0.3% 的苯甲酸钠,加热,充分搅匀,即得。

【用途】益气养阴,清热解毒,化痰止咳。用于气阴两虚所致的气短、乏力、咳嗽、咯血、胸痛;晚期肺癌见上述证候者的辅助治疗。

【注意事项】返砂与煎膏剂所含总糖量和转化糖有关。总糖量控制在 85% 以下,转化率控制在 40%～50%。

(三)川贝雪梨膏

【处方】
梨清膏	400 g
川贝母	50 g
麦冬	100 g
百合	50 g
款冬花	25 g

【制法】以上 5 味,梨清膏是取鲜梨,洗净,压榨取汁,梨渣加水煎煮 2 h,滤过,滤液与上述梨汁合并,静置 24 h,取上清液,浓缩成相对密度为 1.30(90 ℃)。川贝母粉碎成粗粉,用 70% 乙醇作溶剂,浸渍 48 h 后进行渗漉,收集渗漉液,回收乙醇,备用;药渣与其余麦冬等 3 味加水煎煮二次,第 1 次 4 h,第 2 次 3 h,合并煎液,滤过,滤液静置 12 h,取上清液,浓缩至适量,加入上述川贝母渗漉液及梨清膏,浓缩至相对密度为 1.30(90 ℃)的清膏。每 100 g 清膏加入用蔗糖 400 g 制成的转化糖,混匀,浓缩至规定

的相对密度,即得。

【用途】润肺止咳,生津利咽。用于阴虚肺热,咳嗽,喘促,口燥咽干。口服,每次 15 g,每日 2 次。

(四)煎膏剂的质量检查

1. 相对密度 除另有规定外,取供试品适量,精密称定,加水约 2 倍,精密称定,混匀,作为供试品溶液。照相对密度测定法(通则 0601)测定,按公式计算,应符合各品种项下的有关规定。凡加饮片细粉的煎膏剂,不检查相对密度。

2. 不溶物检查 取供试品 5 g,加热水 200 mL,搅拌使溶化,放置 3 min 后观察,不得有焦屑等异物(微量细小纤维、颗粒不在此限)。加饮片细粉的煎膏剂,应在未加入细粉前检查,符合规定后方可加入细粉。加入药粉后不再检查不溶物。

3. 装量 照最低装量检查法(通则 0942)检查,应符合规定。

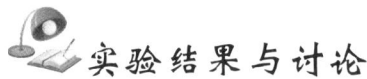

实验结果与讨论

1. 填写各煎膏剂质量检查结果(表 20-3)。

表 20-3 煎膏剂质量检查结果

名称	性状	相对密度	不溶物
益母草膏			
益肺清化膏			
川贝雪梨膏			

2. 如何防止煎膏剂出现"返砂"现象?

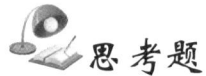

思考题

1. 煎膏剂的制备过程应注意哪些问题?
2. 按传统法清膏的标准有哪些?

四、酒剂、酊剂的制备

实验目的

1. 掌握　酒剂、酊剂的制备方法。
2. 熟悉　酒剂、酊剂的质量检查项目及检查方法。
3. 了解　含醇量的测定方法。

实验原理

酒剂是指饮片用蒸馏酒提取制成的澄清液体制剂。酒剂多供内服,也可外用,必要时加糖或蜂蜜矫味和着色。酒剂为传统剂型,历史悠久,某些用于治疗风寒湿痹、温肾助阳、祛风活血、散瘀止痛的方剂,多制成酒剂应用。酒剂制备简便,剂量较小,服用方便,且不易霉变,易于保存。但儿童、孕妇、心脏病及高血压患者不宜服用。酒剂生产中所用的蒸馏酒应符合国家关于蒸馏酒质量标准的规定,内服药酒应以谷类酒为原料。酒剂应澄清,但在贮藏期间允许有少量轻摇易散的沉淀。酒剂可用浸渍法、渗漉法或其他适宜方法制备。

酊剂是指饮片用规定浓度的乙醇提取或溶解而制成的澄清液体制剂,也可用流浸膏稀释制成。酊剂多供内服,少数外用。酊剂使用方便,不易霉变,酊剂应为澄清液体且有一定的乙醇量和药物浓度。久贮后如产生沉淀,先测定乙醇含量并调整至规定浓度,在乙醇量和有效成分含量符合规定的情况下,可滤过除去沉淀。除另有规定外,含有毒性药的酊剂,每100 mL应相当于原饮片10 g;其他酊剂,每100 mL相当于原饮片20 g。酊剂的制备方法因原料性质不同而异,多用渗漉法,亦可用浸渍法、溶解法或稀释法。

实验器材

1. 实验仪器　粉碎机,渗漉筒,烧杯,玻璃棒等。
2. 实验材料　饮片,纯化水,乙醇,黄酒,白酒等。

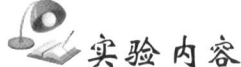实验内容

(一)十滴水

【处方】樟脑　　25 g　　　　干姜　　25 g
　　　　大黄　　20 g　　　　小茴香　10 g
　　　　肉桂　　10 g　　　　辣椒　　5 g
　　　　桉油　　12.5 mL

【制法】以上7味,除樟脑和桉油外,其余5味粉碎成粗粉,混匀,用70%乙醇作溶剂,浸渍24 h后进行渗漉,收集渗漉液约750 mL,加入樟脑和桉油,搅拌使完全溶解,再继续收集渗漉液至1 000 mL,搅匀,即得。

【用途】健胃,祛暑。用于因中暑而引起的恶心、腹痛、胃肠不适。口服,每次2~5 mL;儿童酌减。孕妇忌服。驾驶员和高空作业者慎用。

(二)三两半药酒

【处方】当归　　　　　　100 g
　　　　炙黄芪　　　　　100 g
　　　　牛膝　　　　　　100 g
　　　　防风　　　　　　50 g

【制法】以上4味,粉碎成粗颗粒,用白酒2 400 mL与黄酒8 000 mL的混合液作溶剂,浸渍48 h后,缓缓渗漉,收集渗漉液,加入蔗糖840 g,搅拌使溶解后静置,滤过,即得。

【用途】益气活血,祛风通络。用于气血不和、感受风湿所致的痹病,症见四肢疼痛、筋脉拘挛。口服,每次30~60 mL,每日3次;高血压患者慎服;孕妇忌服。

【注意事项】注意粉碎的粒度和渗漉的速度。

(三)酒剂、酊剂的质量检查

1. 总固体量　含糖、蜂蜜的酒剂按照第一法检查,不含糖、蜂蜜的酒剂照第二法检查,应符合规定。

第一法:精密量取供试品上清液50 mL,置蒸发皿中,水浴蒸至稠膏状,除另有规定外,加无水乙醇搅拌提取4次,每10 mL,滤过,合并滤液,置已干燥至恒重的蒸发皿中,蒸至近干,精密加入硅藻土1 g(经105 ℃干燥3 h,移置于干燥器中冷却30 min),搅匀,在105 ℃干燥3 h,移置于干燥器中,冷却30 min,迅速精密称定重量,扣除加入的硅藻土量,遗留残渣应符合规定。

第二法:精密量取供试品上清液50 mL,置已干燥至恒重的蒸发皿中,水浴蒸干,在105 ℃干燥3 h,移置于干燥器中,冷却30 min,迅速精密称定重量,遗留残渣应符合规定。

2. 甲醇量 照甲醇量检查法(通则0871)检查,应符合规定。
3. 乙醇量 照乙醇量测定法(通则0711)测定,应符合各品种项下的规定。
4. 装量 照最低装量检查法(通则0942)检查,应符合规定。

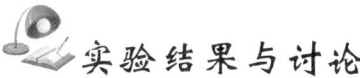实验结果与讨论

1. 填写各制剂质量检查结果(表20-4)。

表20-4 酒剂、酊剂质量检查结果

名称	性状	总固体量	甲醇含量	乙醇含量
十滴水				
三两半药酒				

2. 酒剂与酊剂的区别与联系是什么?

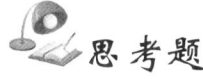思考题

1. 哪些浸出制剂需做含醇量检查?控制酒剂、酊剂含醇量有何意义?
2. 以渗漉法浸提药材有效成分时,操作要点有哪些?
3. 结合实验谈谈应从哪几个方面控制浸出制剂的质量?

五、中药丸剂的制备

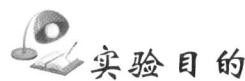实验目的

1. 掌握 泛制法、塑制法制备丸剂的方法与操作要点。
2. 熟悉 水丸、蜜丸中原辅料的处理原则。
3. 了解 各类丸剂的质量要求。

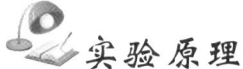 实验原理

丸剂是指原料药物与适宜的辅料制成的球形或类球形固体制剂。中药丸剂包括蜜丸、水蜜丸、水丸、糊丸、蜡丸、浓缩丸和滴丸等。化学药丸剂包括滴丸、糖丸等。蜜丸是指饮片细粉以炼蜜为黏合剂制成的丸剂。其中每丸重量在 0.5 g 以上者称大蜜丸,在 0.5 g 以下者称小蜜丸。水丸是指饮片细粉以水(或根据制法用黄酒、醋、稀药汁、糖液、含 5% 以下炼蜜的水溶液等)为黏合剂制成的丸剂。

丸剂的制备方法包括泛制法、塑制法、滴制法。泛制法是指在转动的适宜的容器或机械中,将中药细粉与赋形剂交替润湿、撒布,不断翻滚,逐渐增大的一种制丸方法。塑制法是指中药细粉加适宜的黏合剂,混合均匀,制成软硬适宜、可塑性较大的丸剂,再依次制成丸条、分粒、搓圆而成丸粒的一种制丸方法。滴制法是指固体或液体药物与基质混匀、加热熔化后,滴入不相混溶的冷却液中,收缩冷凝成丸的一种速效或高效制剂。

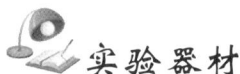 实验器材

1. 实验仪器 糖衣锅,槽形混合机,蜜丸机,台式制丸机,搓丸板,药扁等。
2. 实验材料 山楂等饮片,蜂蜜,小米,芝麻油等。

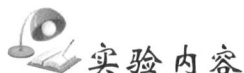 实验内容

(一)保和丸

【处方】
山楂(焦)	300 g	六神曲(炒)	100 g
半夏(制)	100 g	茯苓	100 g
陈皮	50 g	连翘	50 g
莱菔子(炒)	50 g	麦芽(炒)	50 g

【制法】以上 8 味,取处方量的 1/2,混合粉碎成细粉,过六至七号筛,混匀。用冷开水或蒸馏水泛丸,干燥,即得。

【用途】消食导滞和胃。用于食积停滞,脘腹胀痛,嗳腐吞酸,不欲饮食。

【注意事项】采用泛制法制备保和丸,起模是泛丸成型的关键工序。模子的形状、粒径以及数量,直接关系到丸剂成型的质量。选择黏性适宜的药粉起模,并注意保持

药物含量的均匀度。起模有粉末直接起模法与湿颗粒起模法 2 种。

(二)八珍丸

【处方】
党参	100 g	炒白术	100 g
茯苓	100 g	甘草	50 g
当归	150 g	白芍	100 g
川芎	75 g	熟地黄	150 g

【制法】以上 8 味,取处方量的 1/4,混合粉碎成细粉,过七号筛,混匀,药粉每 100 g 加炼蜜 110~140 g,制丸块,搓丸条,制丸粒,每丸重 9 g;或药粉每 100 g 加炼蜜 40~50 g 与适量开水泛丸,干燥,制成水蜜丸。

【用途】补气益血。用于气血两虚,面色萎黄,食欲缺乏,四肢乏力。

(三)六味地黄丸

【处方】
熟地黄	320 g
酒萸肉	160 g
山药	160 g
泽泻	120 g
牡丹皮	120 g
茯苓	120 g

【制法】以上 6 味,粉碎成细粉,过筛,混匀。每 100 g 粉末加炼蜜 80~110 g,制丸块,搓丸条、丸粒,即得。大蜜丸每丸重 9 g。

【用途】滋阴补肾。用于肾阴亏损,头晕耳鸣,腰膝酸软,骨蒸潮热,盗汗遗精,口干口渴。

【注意事项】采用塑制法制备蜜丸,制丸块是最为关键的操作工序。应根据药物性质选择炼蜜种类,既要保证塑制过程中丸条具有适宜韧性,不被扯断,同时又不能太黏致使溶散延时。

(四)六味地黄丸(浓缩丸)

【处方】
熟地黄	120 g
酒萸肉	60 g
山药	60 g
泽泻	45 g
牡丹皮	45 g
茯苓	45 g

【制法】以上 6 味,牡丹皮水蒸气蒸馏提取挥发性成分;药渣与酒萸肉 20 g、熟地黄、茯苓、泽泻加水煎煮 2 次,每次 2 h,煎液滤过,滤液合并,浓缩成稠膏;山药与剩余酒萸肉粉碎成细粉,过筛,混匀,与上述稠膏、牡丹皮挥发性成分混匀,制丸,干燥,打光,即得。

【用途】滋阴补肾。用于肾阴亏损,头晕耳鸣,腰膝酸软,骨蒸潮热,盗汗遗精,口干口渴。

(五) 丸剂的质量检查

1. 外观　圆整均匀,色泽一致,大蜜丸和小蜜丸应细腻滋润,软硬适中。

2. 重量差异

(1) 除另有规定外,滴丸剂照下述方法检查,应符合规定(表20-5)。

检查法:取供试品20丸,精密称定总重量,求得平均丸重后,再分别精密称定每丸的重量。每丸重量与标示丸重相比较(无标示丸重的,与平均丸重比较),按规定,超出重量差异限度的不得多于2丸,并不得有1丸超出限度1倍。

(2) 除另有规定外,除滴丸、糖丸以外其他丸剂照下述方法检查,应符合规定。

检查法:以10丸为1份(丸重1.5 g及1.5 g以上的以1丸为1份),取供试品10份,分别称定重量,再与每份标示重量(每丸标示量 X 称取丸数)相比较(无标示重量的丸剂与平均重量比较),按规定,超出重量差异限度的不得多于2份,并不得有1份超出限度1倍(表20-5)。

表20-5　除滴丸、糖丸以外其他丸剂的重量差异限度

标示丸重或平均丸重(常数 a)	重量差异限度
$a \leq 0.05$ g	±12%
0.05 g $< a \leq$ 0.1 g	±11%
0.1 g $< a \leq$ 0.3 g	±10%
0.3 g $< a \leq$ 1.5 g	±9%
1.5 g $< a \leq$ 3 g	±8%
3 g $< a \leq$ 6 g	±7%
6 g $< a \leq$ 9 g	±6%
$a >$ 9 g	±5%

包糖衣丸剂应检查丸芯的重量差异并符合规定,包糖衣后不再检查重量差异,其他包衣丸剂应在包衣后检查重量差异并符合规定;凡进行装量差异检查的单剂量包装丸剂及进行含量均匀度检查的丸剂,一般不再进行重量差异检查。

3. 水分　照水分测定法(通则0832)测定。除另有规定外,大蜜丸、小蜜丸、浓缩丸中所含水分不得超过15.0%;水蜜丸、浓缩水蜜丸不得超过12.0%;水丸、糊丸和浓缩水丸不得超过9.0%;蜡丸不检查水分。

4. 装量差异和装量　依法检查,应符合规定。

5. 溶散时限　除另有规定外,取供试品6丸,选择适当孔径筛网的吊篮(丸剂直径

在 2.5 mm 以下的用孔径约 0.42 mm 的筛网；在 2.5～3.5 mm 的用孔径约 1.0 mm 的筛网；在 3.5 mm 以上的用孔径约 2.0 mm 的筛网），照崩解时限检查法（通则 0921）片剂项下的方法加挡板进行检查。小蜜丸、水蜜丸和水丸应在 1 h 内全部溶散；浓缩丸和糊丸应在 2 h 内全部溶散。上述检查，应在规定时间内全部通过筛网。如有细小颗粒状物未通过筛网，但已软化且无硬心者可按符合规定论。

除另有规定外，大蜜丸及研碎、嚼碎后服用或用开水、黄酒等分散后服用的丸剂不检查溶散时限。

6. 微生物限度　按照微生物计数法（通则 1105）和控制菌检查法（通则 1106）及非无菌药品微生物限度标准（通则 1107）检查，应符合规定。

实验结果与讨论

1. 填写各丸剂质量检查结果（表 20-6）。

表 20-6　各丸剂质量检查结果

名称	性状	重量差异	水分	溶散时限
保和丸				
八珍丸				
六味地黄丸				
六味地黄丸（浓缩丸）				

2. 将实验结果与其他实验小组实验结果进行对比讨论。

思考题

1. 塑制法制备蜜丸时，一般药粉、纤维性药粉、黏性药粉用蜜量、炼蜜程度和药用蜜温度怎样掌握？

2. 滴丸有何特点？制备滴丸时应注意哪些问题？

实验二十一 设计性试验

实验目的

掌握设计选择剂型、剂量和辅料等的能力;独立完成制剂的处方设计、制备工艺,以及质量检查方法的选择与综合性研究。

实验原理

1. 颗粒剂 指原料药物与适宜的辅料混合制成具有一定粒度的干燥颗粒状制剂,可分为可溶颗粒(通称为颗粒)、混悬颗粒、泡腾颗粒、肠溶颗粒、缓释颗粒和控释颗粒等。除另有规定外,中药饮片应按各品种项下规定的方法进行提取、纯化、浓缩成规定的清膏,采用适宜的方法干燥并粉碎成细粉,加适量辅料(不超过干膏量的 2 倍)或饮片细粉,混匀并制成颗粒;也可将清膏加适量辅料(不超过清膏量的 5 倍)或饮片细粉,混匀并制成颗粒。凡属挥发性原料药物或遇热不稳定的药物在制备过程应注意控制适宜的温度条件,凡遇光不稳定的原料药物应遮光操作。挥发油应均匀喷入干燥颗粒中,密闭至规定时间或用包合等技术处理后加入。为了防潮、掩盖原料药物的不良气味等需要,也可对颗粒进行包薄膜衣。颗粒剂应干燥,颗粒均匀,色泽一致,无吸潮、软化、结块、潮解等现象,微生物限度应符合要求。

2. 胶囊剂 指将药物直接分装于硬质空胶囊或软质胶囊中的固体制剂。分为硬胶囊剂、软胶囊剂(胶丸)、肠溶胶囊剂和速释、缓释与控释胶囊剂。硬胶囊应整洁,不得有黏结、变形或破裂现象,并应无异臭;内容物应干燥、疏松、混合均匀;装量差异、崩解时间及硬胶囊剂的水分含量必须符合《中国药典》的有关规定。处方中药物的处理方法:①若药物剂量小,可直接粉碎成细粉,过六号筛;②若药物剂量大,可将部分或全部中药提取制成稠膏或干浸膏,再将剩余的中药粉碎成细粉与之混合、干燥、研细、混匀;③若处方中结晶性及提纯物则应研成细粉与他药混合均匀填充。

3. 片剂 指原料药物或与适宜的辅料制成的圆形或异形的片状固体制剂。中药还有浸膏片、半浸膏片和全粉片等。片剂在生产与贮藏期间应符合下列规定:原料药物与辅料应混合均匀;凡属挥发性或对光、热不稳定的原料药物,在制片过程中应采取遮光、避热等适宜方法,以避免成分损失或失效;压片前的物料、颗粒或半成品应控制水分,以适应制片工艺的需要,防止片剂在贮存期间发霉、变质;根据依从性需要片剂中可加入矫味剂、芳香剂和着色剂等;为增加稳定性、掩盖原料药物不良臭味、改善片剂外观等,可对制成的药片包糖衣或薄膜衣;对一些遇胃液易破坏、刺激胃黏膜或需要在肠道内释放的口服药片,可包肠溶衣;片剂外观应完整光洁,色泽均匀,有适宜的硬度和耐磨性,以免包装、运输过程中发生磨损或破碎;除另有规定外,非包衣片应符合片剂脆碎度检查法(通则 0923)的要求;微生物限度应符合要求。

4. 滴丸剂 指原料药物与适宜的基质加热熔融混匀,滴入不相混溶、互不作用的冷凝介质中制成的球形或类球形制剂。滴丸基质包括水溶性基质和非水溶性基质,常用的有聚乙二醇类(如聚乙二醇 6000、聚乙二醇 4000 等)、泊洛沙姆、硬脂酸聚烃氧(40)酯、明胶、硬脂酸、单硬脂酸甘油酯、氢化植物油等。滴丸冷凝介质必须安全无害,且与原料药物不发生作用。常用的冷凝介质有液状石蜡、植物油、甲基硅油和水等。根据原料药物的性质与使用、贮藏的要求,供口服的滴丸可包糖衣或薄膜衣。除另有规定外,丸剂外观应圆整,大小、色泽应均匀,无粘连现象;滴丸表面应无冷凝介质黏附;含量均匀度、微生物限度应符合要求。

5. 化学药物

(1)阿司匹林,又名乙酰水杨酸,化学式为 $C_9H_8O_4$。本品为白色结晶性粉末,溶于乙醇、乙醚,微溶于水。主要为非甾体抗炎药、抗血小板聚集药,经近百年的临床应用,证明对缓解轻度或中度疼痛,如牙痛、头痛、神经痛、肌肉酸痛及痛经效果较好,亦用于感冒、流感等发热疾病的退热,治疗风湿痛等,能阻止血栓形成,临床上用于预防短暂性脑缺血发作、心肌梗死、人工心脏瓣膜和静脉瘘或其他手术后血栓的形成。

(2)布洛芬,化学名 α-甲基-4-(2-甲基丙基)苯乙酸,按干燥品计算,含 $C_{13}H_{18}O_2$ 不得少于 98.5%。本品为白色结晶性粉末,稍有特异臭,在乙醇、丙酮、三氯甲烷或乙醚中易溶,在水中几乎不溶,在氢氧化钠或碳酸钠试液中易溶。本品为非甾体抗炎药。通过抑制环氧化酶,减少前列腺素的合成,产生镇痛、抗炎作用;通过下丘脑体温调节中枢而起解热作用。

(3)联苯双酯,化学名为 4,4′-二甲氧基-5,6,5′,6′-双亚甲二氧联苯-2,2′-二甲酸二甲酯,分子式为 $C_{20}H_{18}O_{10}$。本品为白色结晶性粉末;无臭,无味,在三氯甲烷中易溶,在乙醇或水中几乎不溶。本品是治疗病毒性肝炎和药物性肝损伤引起转氨酶升高的常用药物。以往认为它具有保护肝细胞、增加肝脏的解毒功能的药理作用,尤其是其降酶作用,效果明显,且毒性低,不良反应小。

6. 中药复方

(1)某中药制剂由葛根 24 g、黄芩 9 g、黄连 9 g、甘草 6 g 组成,具有解肌,清热,止泻止痢的功效,对泄泻、痢疾疗效显著。方中葛根含有大豆苷、大豆苷元、葛根素等黄酮类化合物及氨基酸、香豆素类等。黄芩主要含黄芩苷、黄芩素等黄酮类化合物。黄连主要含小檗碱、黄连碱、甲基黄连碱、巴马亭、药根碱等生物碱。甘草含甘草酸、甘草次酸等成分。

(2)某中药制剂由金银花 15 g、黄芩 15 g、连翘 30 g 组成,具有疏风解表,清热解毒的功效。本品用于外感风热所致的感冒,症见发热、咳嗽、咽痛。方中金银花中主要含有绿原酸,黄芩主要含黄芩苷、黄芩素等黄酮类化合物,连翘中主要含有连翘苷等成分。

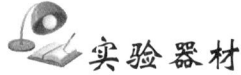

实验器材

1. 实验仪器　电磁炉,烘箱,粉碎机,制粒筛,胶囊填充机,压片机,制粒机,滴丸机,硬度计,脆碎度仪,崩解时限仪,电子天平等。

2. 实验材料　阿司匹林,布洛芬,联苯双酯,葛根,黄芩,黄连,炙甘草,金银花,连翘。

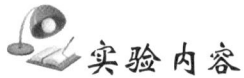

实验内容

(一)化学药物颗粒剂、胶囊剂、片剂、滴丸剂设计

1. 实验方案设计

(1)处方前研究、处方设计、制备工艺优选方案设计。

(2)质量标准研究方案设计。

2. 实验方案讨论修订　学生将所设计的实验方案制成演示文档,对方案的科学性、可行性进行阐述,同学对设计方案进行讨论,充分论证,指导教师进行评述并最终形成指导方案,供学生参考。

3. 实验方案执行　以小组为单位进行实验。

(二)中药颗粒剂、胶囊剂、片剂、滴丸剂设计

1. 实验方案设计

(1)制备工艺优选方案设计包括提取、精制、干燥、成型工艺。

(2)质量标准研究方案设计。

2. 实验方案讨论修订　学生将所设计的实验方案制成演示文档,对方案的科学性、可行性进行阐述,同学对设计方案进行讨论,充分论证,指导教师进行评述并最终形成指导方案,供学生参考。

3. 实验方案执行　以小组为单位进行实验。

实验结果与讨论

1. 提交制备工艺研究报告。
2. 起草质量标准草案及质量标准说明。

思考题

1. 剂型选择的依据是什么?
2. 设计制备工艺应注意哪些问题?
3. 所设计的实验内容、制备方法和工艺有何创新点?

实验二十二　磺胺甲基异噁唑的小肠吸收研究

实验目的

1. 掌握　大鼠在体单向肠灌流的基本操作。
2. 熟悉　应用在体单向肠灌流法测定药物的吸收速度常数(Ka)、吸收的方法。

实验原理

小肠分十二指肠、空肠和回肠,长 5~6 m,小肠表面有环轮状皱襞和绒毛突起,绒毛上还有许多微绒毛,有效吸收面积很大,约 70 m²。由于被动转运速度与表面积成正比,故小肠既是药物吸收的主要部位(尤其是十二指肠),又是药物吸收的特殊部位。

药物的吸收与药物的 pKa、小肠 pH 等因素有关。磺胺甲基异噁(SMZ)为弱酸性药物,在 pH 值为 4 时吸收最好,在 pH 值>8 时吸收率低。本实验采用动物(大鼠)在体单向肠灌流法,根据 SMZ 供试液(含 SMZ 和酚红)中酚红为大分子络合物,不被小肠吸收,而 SMZ 可被小肠吸收,同时小肠能吸收或排泄水分子等特点,测定不同时间酚红的浓度,根据浓度变化计算出不同时间供试液的体积,从而计算出 SMZ 浓度,即可求出不同时间的 SMZ 的含量。

实验器材

1. 实验仪器　微量输液管,紫外-可见分光光度计,分析天平,恒温水浴,红外线灯,玻璃插管,离心管,移液管,锥形瓶,烧杯,注射器,眼科剪刀,手术刀片等。
2. 实验材料　0.2% 亚硝酸钠,1% 氨基磺酸胺,0.2% 二盐酸乙萘二胺(以上置冰箱中保存),1 mol/L HCl,0.1 mol/L NaOH,生理盐水,Krebs-Ringer 磷酸缓冲液(pH 值 7.4,每 1 000 mL 内含氯化钠 7.8 g、氯化钾 0.35 g、氯化钙 0.37 g、碳酸氢钠 1.37 g、磷酸二氢钠 0.22 g、氯化镁 0.22 g、葡萄糖 1.4 g),戊巴比妥钠溶液(10 mg/mL,大鼠麻醉用,每 100 g 体重腹腔注射 0.4 mL),SMZ 酚红等。

3. 实验动物　大鼠(200 g±20 g)。

实验内容

(一)供试溶液的配制

1. SMZ 溶液(10 μg/mL)　溶媒组成同 Krebs-Ringer 磷酸缓冲液。配制方法:称取 SMZ 10 mg 和酚红 20 mg 后,加入少量蒸馏水混悬,加入碳酸氢钠并微热使溶解(必要时滴加数滴 1 mol/L NaOH 溶液)得甲液。另将缓冲液的其他成分用蒸馏水溶解得乙液。将甲液缓缓加入乙液中,添加适量蒸馏水至 1 000 mL 即得。

2. 酚红液(20 μg/mL)　溶媒组成同 Krebs-Ringer 磷酸缓冲液。配制方法:称取酚红 20 mg,加入少量蒸馏水混悬,加入碳酸氢钠并微热使溶解(必要时滴加数滴 1 mol/L NaOH 溶液)得甲液。另将缓冲液的其他成分用蒸馏水溶解得乙液。将甲液缓缓加入乙液中,添加适量蒸馏水至 1 000 mL 即得。

(二)定量方法

1. SMZ 的检测操作流程

SMZ 溶液 1.0 mL $\xrightarrow[\text{摇匀后置水浴}]{1\,\text{mL/L HCl 5 mL}}$ $\xrightarrow[\text{摇匀后置水浴}]{0.2\%\ NaNO_2\ 0.5\,\text{mL}}$ 放置 3 min $\xrightarrow[\text{摇匀}]{1\%\ (NH_4)_2SO_3\ 0.5\,\text{mL}}$ 放置 3 min $\xrightarrow[\text{摇匀}]{0.2\%\ \text{萘乙二胺}\ 0.3\,\text{mL}}$ 放置 20 min ⟶ 在 550 nm 波长处测定吸收度。

2. 酚红的检测　在酚红液 0.5 mL 中加入 1 mol/L NaOH 溶液 5 mL 摇匀,在 550 nm 波长处测吸收度。

(三)标准曲线的绘制

1. SMZ 标准曲线　精密称取 SMZ 10 mL 溶解在 Krebs-Ringer 磷酸缓冲液中,配制成浓度为 20 μg/mL 的 SMZ 贮备液。分别吸取该液 0、1、2、3、4、5 mL 分别加入 200 μg 酚红,用 Krebs-Ringer 磷酸缓冲液稀释至 10 mL,得 SMZ 浓度为 0、2、4、6、8、10 μg/mL 的标准溶液。分别吸取上述溶液各 1 mL,按(二)定量方法项下 SMZ 的检测流程操作使显色,在 550 nm 波长处测定吸收度,以吸收度-浓度作图,即得 SMZ 标准曲线并计算标准曲线方程。

2. 酚红标准曲线　吸取 200 μg/mL 的酚红溶液 0.5、1、2、3、4 mL,用缓冲液稀释至 10 mL,分别吸取 0.5 mL(即 10、20、40、60、80 μg/mL)。加入 1 mol/L NaOH 溶液 5 mL 显色后,在 550 nm 波长处测定吸收度,以吸收度-浓度作图,即得酚红标准曲线并计算标准曲线方程。

(四)大鼠在体肠回流操作方法

1. 大鼠麻醉　将实验前一夜禁食的大鼠(雄性,体重约 200 g)按 40 mg 戊巴比妥钠或作腹腔注射麻醉,并背位固定于固定台上。

2. 小肠两端插管 沿腹部正中切开腹部(约 3 cm),在十二指肠上部和回肠下部各插入细玻璃管 1 支,并用线扎紧入端,另端分别套接橡皮管。

3. 洗涤肠管 将 37 ℃ Krebs-Ringer 磷酸缓冲液(或生理盐水)经十二指肠上部玻管缓缓注入肠管,洗去肠管内容物,充分洗涤后送入空气使洗涤液尽量流尽。

4. 肠管回流 装置进行肠回流实验。即吸取 SMZ 液 50 mL 置于贮液瓶中,开动微量输液器,记录开始回流时间,药液从十二指肠上部进入肠管,经回肠下部回流入贮液瓶中。

5. 取样 回流开始后 10 min,从贮液瓶中取样 2 份,一份 1 mL,另一份 0.5 mL,分别作为药物和酚红的零时间样品。其后每隔 10 min 亦同样取样 2 份,每次取样后应立即补充 1.5 mL 酚红溶液(20 μg/mL)。取样至 12 min 后停止回流。

6. 样品定量 分别参照前述 SMZ 和酚红的定量检测法测定各次样液,并根据标准曲线分别算出浓度。

7. 附注

(1)测浓度:回流前,应分别测定 SMZ 溶液中 SMZ 和酚红的初浓度以及补加用酚红溶液的浓度。

(2)SMZ 比色测定空白液:用供试药液(或实验结束后的循环药液)1 mL 按 SMZ 定量法操作,但不加萘乙二胺显色剂。

(3)酚红比色测定空白液:用 1 mol/L NaOH 溶液。

(4)计算小肠面积:停止回流后,取出回流小肠段冲洗后剖开,平铺于坐标纸上,沿小肠边剪下坐标纸,冲洗后晾干,烘干精密称重。剪取 10 格(10 cm^2)坐标纸精密称重后,即求得小肠面积(cm^2)。

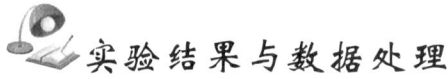

实验结果与数据处理

填写 SMZ 小肠吸收试验数据(表 22-1)。

表22-1　SMZ小肠吸收试验数据

大鼠__g(雄);供试液值__;酚红溶液浓度__μg/mL;肠面积__cm²;日期_____

样液号	取样时间/min	SMZ 吸收值	SMZ 浓度/(μg/mL)	酚红 吸收值	酚红 浓度/(μg/mL)	循环液体积/mL	现存药量/μg	循环液中药量/μg	吸收药量/μg	剩余量/μg	lg 剩余量
0	0										
1	10										
2	20										
3	30										
4	40										
5	50										
6	60										
7	70										
8	80										
9	90										
10	10										
11	110										
12	120										

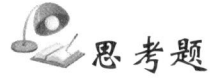

思考题

1. 酚红在本实验中起何作用？本法可否用于其他药物小肠吸收的研究？
2. 哪些生理因素影响药物的吸收？如何研究小肠生理环境对药物吸收的作用？

实验二十三　氨茶碱血药浓度的测定与药动学研究

实验目的

1. 掌握　氨茶碱血药浓度的测定方法及有关药动学参数的计算。
2. 熟悉　家兔耳缘静脉注射给药与采血方法。

实验原理

由于氨茶碱有效血药浓度范围较窄,一般为 10～20 μg/mL,故有必要进行临床监测。在酸性条件下,血清中的茶碱可用有机溶剂提出,并同时沉淀血清蛋白,再用碱液把茶碱自有机溶剂中提出,然后进行紫外-可见分光光度法测定,采用双波长测定法,即测定波长在 274 nm 和 298 nm 处的吸收度。

实验器材

1. 实验仪器　紫外-可见分光光度计,移液管,烧杯,注射器,手术刀片等。
2. 实验材料　氨茶碱,氢氧化钠,异丙醇,氯仿等。
3. 实验动物　雄性家兔(体重 2.5 kg 左右)。

实验内容

1. 氨茶碱标准曲线的绘制　取氨茶碱标准品,精确称量以 0.1 mol/L NaOH 溶液配成 50 μg/mL 的标准溶液。另取试管 5 支,各加入 0.5 mL 空白血浆,然后依次加入上述标准液 40、80、120、160、200 μL,各加入 0.1 mol/L NaOH 溶液至 4.0 mL,得浓度分别为 0.5、1.0、1.5、2.0、2.5 μg/mL 的标准液。按血药浓度测定法分别处理,然后测定各样品在波长 274 nm 及 298 nm 处的吸收度(以 0.1 mol/L NaOH 溶液作参比)。

2. 血药浓度的测定　取血清样品 0.5 mL 置试管中,加 0.1 mol/L 盐酸溶液 0.2 mL,5% 异丙醇氯仿液 5 mL,振摇混合,离心(2 500 r/min)10 min。吸取氯仿液(下层)4.0 mL 置于另一支试管中,加入 0.1 mol/L NaOH 溶液 4.0 mL,混匀,离心 10 min,吸取碱液(上层)3.0～3.5 mL,用紫外-可见分光光度计,测定碱液在波长 274 nm 及 298 nm 处的吸收度。

3. 药动学参数的测定　选用雄性家兔,按 10 mg/kg 剂量,由耳缘静脉给药(2 min 内注完)。然后分别在 0.25、0.5、1、1.5、2、3、4、6、8 h 取血 1.0～1.5 mL(另一耳缘静脉取血)。依法测定其血药浓度。

实验结果与数据处理

1. 根据测定的吸收度计算 ΔA,即 $\Delta A = A_{274} - A_{298}$,求出回归方程(表 23-1)。

表 23-1　氨茶碱浓度吸收度

试管号	1	2	3	4	5
$C/(\mu g/mL)$					
ΔA					
回归方程					

2. 根据回归方程,计算样品的血药浓度(表 23-2)。

表 23-2　氨茶碱血药浓度

t/h	0.25	0.5	1.0	1.5	2.0	3.0	4.0	6.0	8.0
$C/(\mu g/mL)$									

3. 根据表 23-1、表 23-2 中数据绘制得血药浓度-时间图。按双室模型处理方法,求出 α,β,A,B,v_C,$t_{1/2(\alpha)}$,$t_{1/2(\beta)}$,K_{12},K_{21} 及 K_{10} 等参数。

思考题

1. 氨茶碱在家兔体内呈几室药动学模型,如何判别?
2. 本实验的操作关键是什么?有哪些注意事项?
3. 试述药动学参数 K_{10}、K_{12}、K_{21} 的含义?

实验二十四　对乙酰氨基酚药动学参数的研究

实验目的

掌握血药浓度法测定药物制剂药动学参数的原理与方法。

实验原理

对乙酰氨基酚样品中含有少量对氨基酚杂质,也与 $NaNO_2$ 起重氮化反应。为此,须另取一份样品,不经水解,按同样步骤,测定其杂质含量。在计算对乙酰氨基酚含量时,须将此值扣除。

对乙酰氨基酚水解生成对氨基苯酚。对氨基苯酚在次溴酸钠的存在下,能与苯酚产生反应,生成靛蓝染料。靛蓝染料在波长 620 nm 处有最大吸收。为了排除血浆中蛋白的干扰,测定血药浓度时,应首先加入适量 20% 的三氯醋酸沉淀蛋白。

本实验测定的血药浓度,实为代谢物对氨基酚的浓度,不是原形药物浓度,但与原形药浓度密切相关,由于此法易于在学生实验室内进行,故选择此法,特此说明。

实验器材

1. 实验仪器　紫外-可见分光光度计,冰箱,电子天平,烧杯,锥形瓶,容量瓶等。
2. 实验材料　对乙酰氨基酚,0.1 mol/L $NaNO_2$ 溶液,溴化钾,盐酸,碘化钾淀粉试液,肝素等。
3. 实验动物　雄性家兔(体重 2.5 kg 左右)。

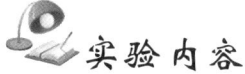实验内容

(一) 对乙酰氨基酚含量测定

在进行血药浓度测定前,首先应对使用的样品对乙酰氨基酚进行含量测定。

取本品约 0.3 g,精密称定,置锥形瓶中,加稀盐酸 50 mL,加热回流 1 h,冷却至室温,加水 50 mL 与溴化钾 3 g,将滴定管尖端插入液面下约 2/3 处,用 0.1 mol/L $NaNO_2$ 溶液迅速滴定,随滴随搅拌至近终点时,将滴定管尖端提出液面,用少量水将尖端冲洗入溶液中,继续缓缓滴定,直到用玻璃棒取溶液少许,划过涂有含碘化钾淀粉指示液的瓷板上,即显蓝色条时,停止滴定。放置 5 min 后再取少许溶液划 1 次。如仍显蓝色条,即为终点(每毫升 $NaNO_2$ 溶液相当于 15.12 mg 的 $C_8H_9O_2N$)。

按公式计算含量:对乙酰氨基酚(%) = $\dfrac{NVE}{W} \times 100\%$。

式中:N 为摩尔浓度;V 为体积;E 为摩尔数(克分子量);W 为样品重。

(二) 血药浓度测定方法

1. 试剂的配制

(1) 20% 三氯醋酸溶液:称取三氯醋酸 20 g,加蒸馏水溶解,并稀释至 100 mL。

(2) 4 mol/L 盐酸溶液:量取 33.2 mL 浓盐酸,加蒸馏水稀释至 100 mL。

(3) 40% 氢氧化钠溶液:称取氢氧化钠 40 g,加蒸馏水溶解,并稀释至 100 mL。

(4) 0.2 mol/L 氢氧化钠溶液:称取氢氧化钠 8 g,加蒸馏水溶解,并稀释至 1 000 mL。

(5) 1% 酚溶液:吸取 1 mL 液化酚(含量 99% 以上)加蒸馏水溶解,并稀释至 100 mL。当天新鲜配制。

(6) 1.5 mol/L 碳酸钠-溴溶液:称取 10.6 g 无水碳酸钠,加蒸馏水溶解,添加 15 mL 饱和溴水溶液混合均匀,并稀释至 100 mL。当天新鲜配制。

(7) 饱和溴水溶液:取适量液态溴,加入蒸馏水中,振摇溶解,放置至少 24 h 后再使用。

(8) 显色剂:取 0.2 mol/L 氢氧化钠溶液 80 mL,加 1% 酚溶液 10 mL。振摇混匀后,加入碳酸钠-溴溶液至 100 mL,混匀即得。

2. 血药标准曲线的制备

(1) 浓标准贮备液的配制:精密称取 105 ℃ 干燥恒重的对乙酰氨基酚 400 mg(按含量计算称取)。用热蒸馏水溶解于 100 mL 容量瓶中,冷至室温后稀释至刻度,至冰箱保存备用(4 000 μg/mL)。

(2) 标准溶液的配制:分别精密吸取上述 4 000 μg/mL 的浓储备液 1.0、2.0、3.0、

5.0、7.0 mL 于 100 mL 容量瓶中,用蒸馏水稀释至刻度,得 40、80、120、200、280 μg/mL 的标准溶液。

(3) 空白(无药)血浆的制备:将实验动物家兔耳缘静脉处脱毛,涂抹 75% 乙醇,用动物加热灯照 5 min,充分暴露家兔耳缘静脉,自耳缘静脉取血约 9 mL,置于经 1% 肝素溶液处理并低温烘干的离心管中。离心得血浆(上清液)约 4.5 mL,置于冰箱保存备用。

(4) 标准曲线的制备:分别精密吸取各浓度的标准液 0.5 mL,置于干燥洁净的离心管中。按下表 24-1 程序操作,照紫外-可见分光光度法(通则 0401)测定,在 620 nm 波长处,以空白(无药)血浆按同法制得的样品作对照,测定吸收度 A。

表 24-1 血药标准曲线的制备

操作	标准浓度/(μg/mL)					
	0	40	80	120	200	280
标准液/mL	0.5	0.5				
空白浆液/mL	0.5	0.5				
20% 三氯醋酸/mL	0.5	0.5				
涡旋混合后离心(3 500 r/min)/min	10	10				
小心吸取上清液/mL (于 10 mL 带塞刻度管中)	1	1				
浓盐酸/mL	0.5	0.5				
煮沸/h	1	1				
40% 氢氧化钠溶液/mL	0.5	0.5				
显色剂加至/mL	10	10				
摇匀放置/min	40	40				
比色皿号						
测定吸收度 A 校正 A						
1						
2						
3						
平均 A						

注:其他浓度操作试剂用量与 40 μg/mL 均相同。

3. 静脉给药血药浓度的测定 先准备 10 支离心管,洗净,并经 1% 肝素溶液处理干燥,标上试管号备用。

取雄性家兔 5 只,每只称重。精密称取 0.25 g 对乙酰氨基酚于 25 mL 容量瓶内。

加灭菌注射用水适量,在37 ℃下溶解,并稀释至25 mL。静脉注射10 mL(自采血的另一侧耳缘静脉注射),立即记下开始时间然后按10 min、20 min、30 min、1.0 h、1.5 h、2.5 h、3.0 h、3.5 h定时采血2.5～3.0 mL,每份样品离心10 min(3 500 r/min),将上清液血浆转移至一个编号的洁净干燥小试管中,置于冰箱保存备用。

先准备10支离心管并编号取出所有样品血浆及空白血浆。在室温解冻后,特别小心地吸取0.5 mL,按表24-2程序操作。用紫外-可见分光光度计在620 nm波长处,以空白血浆按同法处理样品作对照,测定吸收度A。

表24-2 家兔静脉注射对乙酰氨基酚血药浓度测定

操作			取血样时间							
			0 min	10 min	20 min	30 min	1 h	1.5 h	2.5 h	3 h	3.5 h
蒸馏水/mL			0.5	0.5							
空白血浆/mL			0.5	0							
样品血浆/mL			0	0.5							
20%三氯醋酸/mL			0.5	0.5							
涡旋混合后离心(3 500 r/min)/min			10	10							
小心吸取上清液/mL (于10 mL带塞刻度管中)			1	1							
浓盐酸/mL			0.5	0.5							
煮沸/h			1	1							
40%氢氧化钠溶液/mL			0.5	0.5							
显色剂加至/mL			10	10							
摇匀放置/min			40	40							
比色皿号											
测定吸收度	A	校正A									
		1									
		2									
		3									
	平均A										

注:其他浓度操作试剂用量与10 min均相同。

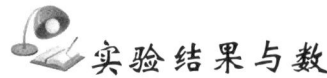
实验结果与数据处理

1. 将血药浓度吸收液数据填入表 24-3,求出回归方程,并绘制血药浓度-时间曲线图。

表 24-3 血药浓度吸收度数据

血药浓度/(μg/mL)	40	80	120	200	280
吸收度 A					
回归方程					

2. 静脉注射血药浓度的数据处理,将有关实验数据填入表 24-4。

表 24-4 静脉血药浓度

取样时间/h	0.166	0.33	0.5	1.0	1.5	2.5	3.0	3.5
样品吸收度 A								
血药浓度/(μg/mL)								

以 $\lg C$ 对 t 作图,用线性回归法求出回归方程并计算消除速度常数 K、$t_{1/2}$、C_0、表观分布容积 V、清除率 Cl,同时计算 $AUC_{0-\infty(iv)}$。

以 $\lg C$ 对 t 作图,用图解(离差平方和)法计算消除速度常数 K、$t_{1/2}$、Ka、$t_{1/2(a)}$,同时计算 t_{max}、$AUC_{0-\infty(po)}$。

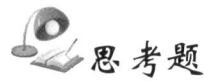 思考题

1. 做好本实验的关键是什么?操作中应注意哪些问题?
2. 如果所求结果不理想,可能的原因是什么?怎样改进?

实验二十五　盐酸环丙沙星片剂体内药动学参数的研究

实验目的

1. 掌握　尿药速度法测定药动学参数的方法。
2. 熟悉　单室模型口服给药尿药浓度数据的处理方法，即速率法和亏量法。

实验原理

生物利用度是指药物被吸收进入血液循环的速度和程度，它可以衡量药物在体内的有效性，因而是药物制剂体内质量的重要指标。

测定生物利用度的常用方法有血药浓度法和尿药速度法。采用尿药速度法测定生物利用度时，要求体内药物必须以原形或部分以原形药物形式从尿中排泄，药物在尿中总量与吸收量相关，并且收集尿液的时间应足够长，至少为该药物的 7 个半衰期时间的尿样。

盐酸环丙沙星是一种新的第三代喹诺酮类抗菌药物，临床上可用于治疗多种病原菌引起的感染性疾病。口服生物利用度为 49%～70%。本品在体内分布广泛，主要以原形从尿中排泄，24 h 尿中排泄率为 30%～50%。体内药动学特征可拟合为单室模型。

实验器材

1. 实验仪器　紫外-可见分光光度计，离心沉淀器，10 mL 带塞试管和离心管，吸量瓶(10、2、1 mL)若干。
2. 实验材料　盐酸环丙沙星片剂，盐酸环丙沙星标准品，0.01 mol/L NaOH 溶液，10% 三氯醋酸溶液。

实验内容

1. 标准曲线绘制　精密量取盐酸环丙沙星标准品 20 mg,用 0.01 mol/L NaOH 溶液定溶成 100 mL,分别吸取 1.0、1.2、1.4、1.6、1.8、2.0 mL 置于 10 mL 容量瓶中,加 2 mL 空白尿,分别加 NaOH 溶液 6.5、6.3、6.1、5.9、5.7、5.5 mL,再加 0.5 mL 10% 三氯醋酸,混匀,离心 15 min(3 000 r/min),取出离心管,吸取上清液 2 mL 置于带塞试管中,再加入 6 mL NaOH 溶液,混匀,于紫外-可见分光光度计 335 nm 波长处测定吸收值。以不加标准液而同法处理的样品为空白对照。经计算得线性回归方程(表 25-1)。

表 25-1　口服 0.25 g 盐酸环丙沙星片剂后尿药数据

$C/(\mu g/mL)$	5	6	7	8	9	10
A						

2. 服药方法　选择在一周内未服过任何药物的健康受试者,早晨排空尿后,以 200 mL 水送服盐酸环丙沙星片剂(约 0.25 g)。服药后按时收集尿液,并准确记录体积。服药后 2 h 进食标准餐。每次收集尿液后,饮水 200 mL。尿液与 4 ℃冰箱中保存待测。

3. 尿药速度测定方法　吸取 2 mL 尿液置 10 mL 离心管中,加 NaOH 溶液 7.5 mL、10% 三氯醋酸溶液 0.5 mL,混匀,以下操作同"标准曲线绘制"项下"离心 15 min"后的方法操作并测定吸收度。

实验结果与数据处理

1. 将实验所测数据填入表 25-2。

表25-2 口服0.25 g盐酸环丙沙星片剂后尿药数据及计算

集尿时间 t/h	中点时间 t_c/h	间隔时间 Δt/h	尿量 V/mL	吸收度	浓度 C/(μg/mL)	尿药量 ΔX_u/mg	平均尿药速度 $\Delta X_u/\Delta t$	$\lg(\Delta X_u/\Delta t)$	尿药排泄总量 X_u^∞/mg	t 时排泄药量 X_u/mg	待排泄量 $X_u^\infty - X_u$	$\lg(X_u^\infty - X_u)$

注：

1. 某时间的药量：$Xi = Vi \times Ci$；Ci 为从标准曲线中得到的各时间尿药浓度，Vi 为尿液体积；某时间尿药累积量为：$X_u = \sum ViCi$，总排泄量：$X_u^\infty = X_1 + X_2 + \cdots\cdots + X_n$。

2. 以 $\lg(\Delta X_u/\Delta t)$ 对 t 作图并拟合直线或进行线性回归得直线方程，计算 K 与 $t_{1/2}$。

3. 以 $\lg(X_u^\infty - X_u)$ 对 t 作图，从尾端直线斜率求出 $t_{1/2}$，从直线反方向延长线的截距得 $X_u^\infty \times Ka/Ka-K$，从而得出 Ka。

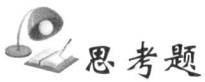

思考题

1. 什么情况下可以用尿药速度法测定药物的相对生物利用度？有何局限性？
2. 尿药速度法和亏量法各有何特点？与血药浓度法比较，有何优点和不足？

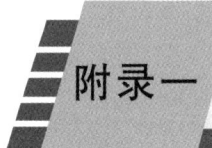

附录一 盐酸环丙沙星片剂体内药动学研究知情同意书

一、制定知情同意书的目的

为使受试者充分认识到自己的权利和义务,充分体现对受试者权益的尊重,贯彻"以人为本"的宗旨,特拟定本知情同意书。

二、受试者的权利和义务

受试者参加盐酸环丙沙星片剂的体内药动学研究属自愿行为,试验过程中应提供真实的样品。本知情同意书中可能有些您不理解的术语,您可向负责试验的老师或试验工作人员要求解释任何您不清楚的术语或资料。如有不良反应,可立即中止本次试验。

三、受试者须知

欢迎您自愿参加盐酸环丙沙星片剂体内药动学研究。在决定是否愿意参加之前,您必须了解本研究的目的,所要服用的药物可能给您带来的利弊,请认真阅读这份受试者须知。

【药品简介】

本品为已上市产品,由×××公司生产,批号×××。本品为白色或类白色片剂,主要成分为盐酸环丙沙星。临床上适用于敏感菌引起的泌尿生殖系统感染、呼吸道感染、胃肠道感染、伤寒、骨和关节感染、皮肤软组织感染和败血症等全身感染等。

【研究目的】

通过盐酸环丙沙星尿药浓度的测定,掌握尿药速度法测定药动学参数的原理和方法。

【研究步骤】

1.服药方法 选择在一周内未服过任何药物的健康受试者,早晨排空尿后,以200 mL水送服盐酸环丙沙星片剂(约0.25 g)。服药后按时收集尿液,并准确记录体积。服药后2 h进食标准餐。每次收集尿液后,饮水200 mL。尿液与4 ℃冰箱中保存待测。

2.样品处理 吸取2 mL尿液置于10 mL离心管中,加 NaOH 7.5 mL,10%三氯醋酸溶液0.5 mL,离心15 min(3 000 r/min),取出离心管,吸取上清液2 mL置于带塞试管中,再加入6 mL NaOH,混匀,于紫外-可见分光光度计335 nm波长处测定吸收值。

3.数据处理 尿药速度法计算药动学参数。

【如何与研究者配合】

早晨空腹收集空白尿液后,服用盐酸环丙沙星片剂 1 片,在规定时间内准确收集样品,按要求进食标准餐、定量饮水,并且不要作剧烈运动。

【可能出现的不良反应和安全性措施】

1. 胃肠道反应　较为常见,可表现为腹部不适或疼痛、腹泻、恶心或呕吐。

2. 中枢神经系统反应　可有头昏、头痛、嗜睡或失眠。

3. 过敏反应　皮疹、皮肤瘙痒,偶可发生渗出性多形性红斑及血管神经性水肿。少数患者有光敏反应。

4. 偶可发生　癫痫发作、精神异常、烦躁不安、意识混乱、幻觉、震颤;血尿、发热、皮疹等间质性肾炎表现;结晶尿,多见于高剂量应用时;关节疼痛。

5. 少数患者可发生血清氨基转移酶升高、血尿素氮增高及外周血白细胞降低,多属轻度,并呈一过性。

试验中如有不良反应,立即中止试验,并到医院诊治。

【保密性】

为受试者保密。

受试者签名：　　　日期：
负责人签名：　　　日期：
单位盖章

附录二 《中华人民共和国药典》凡例

总 则

一、《中华人民共和国药典》简称《中国药典》,依据《中华人民共和国药品管理法》组织制定和颁布实施。《中国药典》一经颁布实施,其所载同品种或相关内容的上版药典标准或原国家药品标准即停止使用。

《中国药典》由一部、二部、三部、四部及其增补本组成。一部收载中药,二部收载化学药品,三部收载生物制品及相关通用技术要求,四部收载通用技术要求和药用辅料。除特别注明版次外,《中国药典》均指现行版。

本部为《中国药典》二部。

二、《中国药典》主要由凡例、通用技术要求和品种正文构成。

凡例是为正确使用《中国药典》,对品种正文、通用技术要求以及药品质量检验和检定中有关共性问题的统一规定和基本要求。

通用技术要求包括《中国药典》收载的通则、指导原则以及生物制品通则和相关总论等。《中国药典》各品种项下收载的内容为品种正文。

三、药品标准由品种正文及其引用的凡例、通用技术要求共同构成。

本版药典收载的凡例、通则/生物制品通则、总论的要求对未载入本版药典的其他药品标准具同等效力。

四、凡例和通用技术要求中采用"除另有规定外"这一用语,表示存在与凡例或通用技术要求有关规定不一致的情况时,则在品种正文中另作规定,并据此执行。

五、品种正文所设各项规定是针对符合《药品生产质量管理规范》(Good Manufacturing Practices,GMP)的产品而言。任何违反 GMP 或有未经批准添加物质所生产的药品,即使符合《中国药典》或按照《中国药典》未检出其添加物质或相关杂质,亦不能认为其符合规定。

六、《中国药典》的英文名称为 Pharmacopoeia of the People's Republic of China;英文简称为 Chinese Pharmacopoeia;英文缩写为 ChP。

通用技术要求

七、通则主要包括制剂通则、其他通则、通用检测方法。制剂通则系为按照药物剂型分类,针对剂型特点所规定的基本技术要求。通用检测方法系为各品种进行相同项目检验时所应采用的统一规定的设备、程序、方法及限度等。

指导原则系为规范药典执行,指导药品标准制定和修订,提高药品质量控制水平所规定的非强制性、推荐性技术要求。

生物制品通则是对生物制品生产和质量控制的基本要求,总论是对某一类生物制品生产和质量控制的相关技术要求。

品种正文

八、品种正文系根据药物自身的理化与生物学特性,按照批准的处方来源、生产工艺、贮藏运输条件等所制定的、用以检测药品质量是否达到用药要求并衡量其质量是否稳定均一的技术规定。

九、品种正文内容根据品种和剂型的不同,按顺序可分别列有:(1)品名(包括中文名、汉语拼音与英文名);(2)有机药物的结构式;(3)分子式与分子量;(4)来源或有机药物的化学名称;(5)含量成效价规定;(6)处方;(7)制法;(8)性状;(9)鉴别;(10)检查;(11)含量或效价测定;(12)类别;(13)规格;(14)贮藏;(15)制剂;(16)标注;(17)杂质信息等。

原料药与制剂中已知杂质的名称与结构式等信息一般均在原料药正文中列出,相应制剂正文直接引用。复方制剂中活性成分相互作用产生的杂质,一般列在该品种正文项下。

十、品种正文中引用的药品系指本版药典收载的品种,其质量应符合相应的规定。

名称与编排

十一、品种正文收载的药品中文名称通常按照《中国药品通用名称》收载的名称及其命名原则命名,《中国药典》收载的药品中文名称均为法定名称;本部药典收载的原料药英文名除另有规定外,均采用国际非专利药名(International Nonproprietary Names,INN)。

有机药物的化学名称系根据中国化学会编撰的《有机化学命名原则》命名,母体的选定与国际纯粹与应用化学联合会(International Union of Pure and Applied Chemistry IUPAC)的命名系统一致。

十二、药品化学结构式按照世界卫生组织(World Health Organization,WHO)推荐的"药品化学结构式书写指南"书写。

十三、品种正文按药品中文名称笔画顺序排列,同笔画数的字按起笔笔形一丨丿、一的顺序排列;单方制剂排在其原料药后面;放射性药品集中编排;索引按汉语拼音顺序排序的中文索引、英文名和中文名对照索引排列。

项目与要求

十四、制法项下主要记载药品的重要工艺要求和质量管理要求。

(1)所有药品的生产工艺应经验证,并经国务院药品监督管理部门批准,生产过程均应符合《药品生产质量管理规范》的要求。

(2)来源于动物组织提取的药品,其所用动物种要明确,所用脏器均应自经检疫的健康动物,涉及牛源的应取自无牛海绵状脑病地区的健康牛群;来源于人尿提取的药品,均应取自健康人群。上述药品均应有明确的病毒灭活工艺要求以及质量管理要求。

(3)直接用于生产的菌种、毒种、来自人和动物的细胞、DNA 重组工程菌及工程细胞,来源途径应经国务院药品监督管理部门批准并应符合国家有关的管理规范。

十五、性状项下记载药品的外观、臭、味、溶解度以及物理常数等,在一定程度上反映药品的质量特性。

(1)外观性状是对药品的色泽和外表感观的规定,其中臭与味指药品本身所固有的,可供制剂开发的参考。

(2)溶解度是药品的一种物理性质。各品种项下选用的部分溶剂及其在该溶剂中的溶解性能,可供精制或制备溶液时参考。对在特定溶剂中的溶解性能需作质量控制时,在该品种检查项下作具体规定。

药品的近似溶解度以下列名词术语表示:

极易溶解	系指溶质 1 g(mL)能在溶剂不到 1 mL 中溶解;
易溶	系指溶质 1 g(mL)能在溶剂 1~不到 10 mL 中溶解;
溶解	系指溶质 1 g(mL)能在溶剂 10~不到 30 mL 中溶解;
略溶	系指溶质 1 g(mL)能在溶剂 30~不到 100 mL 中溶解;
微溶	系指溶质 1 g(mL)能在溶剂 100~不到 1 000 mL 中溶解;
极微溶解	系指溶质 1 g(mL)能在溶剂 1 000~不到 10 000 mL 中溶解;
几乎不溶或不溶	系指溶质 1 g(mL)在溶剂 10 000 mL 中不能完全溶解。

试验法:除另有规定外,称取研成细粉的供试品或量取液体供试品,置于 25 ℃±2 ℃一定容量的溶剂中,每隔 5 分钟强力振摇 30 秒钟;观察 30 分钟内的溶解情况,如无目视可见的溶质颗粒或液滴时,即视为完全溶解。

(3)物理常数包括相对密度、馏程、熔点、凝点、比旋度、折光率、黏度、吸收系数、碘值、皂化值和酸值等;其测定结果不仅对药品具有鉴别意义,也可反映药品的纯度,是评价药品质量的主要指标之一。

十六、鉴别项下规定的试验方法,系根据反映该药品某些物理、化学或生物学等特性所进行的药物鉴别试验,不完全代表对该药品化学结构的确证。

十七、检查项下包括反映药品的安全性与有效性的试验方法和限度、均一性与纯度等制备工艺要求等内容;对于规定中的各种杂质检查项目,系指该药品在按既定工艺进行生产和正常贮藏过程中可能含有或产生并需要控制的杂质(如残留溶剂、有关物质等);改变生产工艺时需另考虑增修订有关项目。

对于生产过程中引入的有机溶剂,应在后续的生产环节予以有效去除。除正文已明确列有"残留溶剂"检查的品种必须对生产过程中引入的有机溶剂依法进行该项检查外,其他未在"残留溶剂"项下明确列出的有机溶剂或未在正文中列有此项检查的各品种,如生产过程中引入或产品中残留有机溶剂,均应按通则"残留溶剂测定法"检查并应符合相应溶剂的限度规定。

采用色谱法检测有关物质时,杂质峰(或斑点)不包括溶剂、辅料或原料药的非活性部分等产生的色谱峰(或斑点)必要时,可采用适宜的方法对上述非杂质峰(或斑点)进行确认。

处方中含有抑菌剂的注射剂和眼用制剂,应建立适宜的检测方法对抑菌剂的含量进行控制。正文已明确列有抑菌剂检查的品种必须依法对产品中使用的抑菌剂进行该项检查,并应符合相应的限度规定。

供直接分装成注射用无菌粉末的原料药。应按照注射剂项下相应的要求进行检查,并应符合规定。

各类制剂,除另有规定外,均应符合各制剂通则项下有关的各项规定。

十八、含量测定项下规定的试验方法,用于测定原料药及制剂中有效成分的含量,一般可采用化学、仪器或生物测定方法。

十九、类别系按药品的主要作用与主要用途或学科的归属划分,不排除在临床实践的基础上作其他类别药物使用。

二十、制剂的规格,系指每一支、片或其他每一个单位制剂中含有主药的重量(或效价)或含量(%)或装量。注射液项下,如为"1 mL：10 mg",系指1 mL中含有主药10 mg;对于列有处方或标有浓度的制剂,也可同时规定装量规格。

二十一、贮藏项下的规定,系为避免污染和降解而对药品贮存与保管的基本要求,以下列名词术语表示：

遮光　系指用不透光的容器包装,例如棕色容器或黑色包装材料包裹的无色透明、半透明容器;

避光　系指避免日光直射;

密闭　系指将容器密闭,以防止尘土及异物进入;

密封　系指将容器密封,以防止风化、吸潮、挥发或异物进入;

熔封或严封　系指将容器熔封或用适宜的材料严封,以防止空气与水分的侵入并防止污染;

阴凉处　系指不超过2 ℃;

凉暗处　系指避光并不超过20 ℃;

冷处　系指2～10 ℃;

常温　系指10～30 ℃。

除另有规定外,贮藏项下未规定贮藏温度的一般系指常温。

由于注射剂与眼用制剂等的包装容器均直接接触药品,可视为该制剂的组成部分,因而可写为"密闭保存"。

二十二、标注项下的规定,系指开展检定工作等所需的信息,应采取适宜的方式(如药品说明书等)注明。

二十三、制剂中使用的原料药和辅料,均应符合本版药典的规定;本版药典未收载者,必须制定符合药用要求的标准,并需经国务院药品监督管理部门批准。

同一原料药用于不同制剂(特别是给药途径不同的制剂)时,需根据临床用药要求制定相应的质量控制项目。

检验方法和限度

二十四、本版药典正文收载的所有品种,均应按规定的方法进行检验。采用药典规定的方法进行检验时,应对方法的适用性进行确认。如采用其他方法,应进行方法验证,并与规定的方法比对,根据试验结果选择使用,但应以本版药典规定的方法为准。

二十五、本版药典中规定的各种纯度和限度数值以及制剂的重(装)量差异,系包括上限和下限两个数值本身及中间数值。规定的这些数值不论是百分数还是绝对数字,其最后一位数字都是有效位。

试验结果在运算过程中,可比规定的有效数字多保留一位数,而后根据有效数字的修约规定进舍至规定有效位。计算所得的最后数值或测定读数值均可按修约规则进舍至规定的有效位,取此数值与标准中规定的限度数值比较,以判断是否符合规定的限度。

二十六、原料药的含量(%),除另有注明者外,均按重量计。如规定上限为100%以上时,系指用本版药典规定的分析方法测定时可能达到的数值,它为药典规定的限度或允许偏差,并非真实含有量;如未规定上限时,系指不超过101.0%。

制剂的含量限度范围,系根据主药含量的多少、测定方法误差、生产过程不可避免偏差和贮存期间可能产生降解的可接受程度而制定的,生产中应按标示量100%投料。如已知某一成分在生产或贮存期间含量会降低,生产时可适当增加投料量,以保证在有效期内含量能符合规定。

标准品与对照品

二十七、标准品与对照品系指用于鉴别、检查、含量或效价测定的标准物质。标准品系指用于生物检定或效价测定的标准物质,其特性量值一般按效价单位(或 μg)计,以国际标准物质进行标定;对照品系指采用理化方法进行鉴别、检查或含量测定时所用的标准物质,其特性量值一般按纯度(%)计。

标准品与对照品的建立或变更批号,应与国际标准物质或原批号标准品或对照品进行对比并经过协作标定,然后按照国家药品标准物质相应的工作程序进行技术审定,确认其质量能够满足既定用途后方可使用。

标准品与对照品均应附有使用说明书,一般应标明批号、特性量值、用途、使用方法、贮藏条件和装量等。

标准品与对照品均应按其标签或使用说明书所示的内容使用和贮藏。

计 量

二十八、试验用的计量仪器均应符合国务院质量技术监督部门的规定。

二十九、本版药典采用的计量单位

(1)法定计量单位名称和符号如下:

长度 米(m) 分米(dm) 厘米(cm) 毫米(mm) 微米(μm) 纳米(nm)

体积　升(L)　毫升(mL)　微升(μL)

质(重)量　千克(kg)　克(g)　毫克(mg)　微克(μg)　纳克(ng)　皮克(pg)

物质的量　摩尔(mol)　毫摩尔(mmol)

压力　兆帕(MPa)　千帕(kPa)　帕(Pa)

温度　摄氏度(℃)

动力黏度　帕秒(Pa·s)　毫帕秒(mPa·s)

运动黏度　平方米每秒(m^2/s)　平方毫米每秒(mm^2/s)

波数　厘米的倒数(cm^{-1})

密度　千克每立方米(kg/m^3)　克每立方厘米(g/cm^3)

放射性活度　吉贝可(GBq)　兆贝可(MBq)　千贝可(kBq)　贝可(Bq)

(2) 本版药典使用的滴定液和试液的浓度,以 mol/L(摩尔/升)表示者,其浓度要求需精密标定的滴定液用"XXX 滴定液(YYY mol/L)"表示;作其他用途不需精密标定其浓度时用"YYY mol/L　XXX 溶液"表示,以示区别。

(3) 温度描述,一般以下列名词术语表示:

水浴温度　除另有规定外,均指 98～100 ℃

热水　系指 70～80 ℃

微温或温水　系指 40～50 ℃

室温(常温)　系指 10～30 ℃

冷水　系指 2～10 ℃

冰浴　系指约 0 ℃

放冷　系指放冷至室温

(4) 符号"%"表示百分比,系指重量的比例;但溶液的百分比,除另有规定外,系指溶液 100 mL 中含有溶质若干克;乙醇的百分比,系指在 20 ℃时容量的比例。此外,根据需要可采用下列符号:

%(g/g)表示溶液 100 g 中含有溶质若干克;

%(mL/mL)表示溶液 100 mL 中含有溶质若干毫升;

%(mL/g)表示溶液 100 g 中含有溶质若干毫升;

%(g/mL)表示溶液 100 mL 中含有溶质若干克;

(5) 缩写"ppm"表示百万分比,系指重量或体积的比例。

(6) 缩写"ppb"表示十亿分比,系指重量或体积的比例。

(7) 液体的滴,系指在 20 ℃时,以 1.0 mL 水为 20 滴进行换算。

(8) 溶液后标示的"(1→10)"等符号,系指固体溶质 1.0 g 或液体溶质 1.0 mL 加溶剂使成 10 mL 的溶液;未指明用何种溶剂时,均系指水溶液;两种或两种以上液体的混合物,名称间用半字线"-"隔开,其后括号内所示的":"符号,系指各液体混合时的体积(重量)比例。

(9) 本版药典所用药筛,选用国家标准的 R40/3 系列,分等如下:

筛号	筛孔内径(平均值)	目号
一号筛	2 000 μm±70 μm	10 目
二号筛	850 μm±29 μm	24 目
三号筛	355 μm±13 μm	50 目
四号筛	250 μm±9.9 μm	65 目
五号筛	180 μm±7.6 μm	80 目
六号筛	150 μm±6.6 μm	100 目
七号筛	125 μm±5.8 μm	120 目
八号筛	90 μm±4.6 μm	150 目
九号筛	75 μm±4.1 μm	200 目

粉末分等如下：

最粗粉　指能全部通过一号筛，但混有能通过三号筛不超过20%的粉末；

粗粉　　指能全部通过二号筛，但混有能通过四号筛不超过40%的粉末；

中粉　　指能全部通过四号筛，但混有能通过五号筛不超过60%的粉末；

细粉　　指能全部通过五号筛，并含能通过六号筛不少于95%的粉末；

最细粉　指能全部通过六号筛，并含能通过七号筛不少于95%的粉末；

极细粉　指能全部通过八号筛，并含能通过九号筛不少于95%的粉末。

(10)乙醇未指明浓度时，均系指95%(mL/mL)的乙醇。

三十、计算分子量以及换算因子等使用的原子量均按最新国际原子量表推荐的原子量。

精确度

三十一、本版药典规定取样量的准确度和试验精密度。

(1)试验中供试品与试药等"称重"或"量取"的量，均以阿拉伯数码表示，其精确度可根据数值的有效数位来确定，如称取"0.1 g"系指称取重量可为0.06~0.14 g；称取"2 g"，系指称取重量可为1.5~2.5 g；称取"2.0 g"系指称取重量可为1.95~2.05 g；称取"2.00 g"，系指称取重量可为1.995~2.005 g。

"精密称定"系指称取重量应准确至所取重量的千分之一；"称定"系指称取重量应准确至所取重量的百分之一；"精密量取"系指量取体积的准确度应符合国家标准中对该体积移液管的精密度要求；"量取"系指可用量筒或按照量取体积的有效数位选用量具。取用量为"约"若干时，系指取用量不得超过规定量的±10%。

(2)恒重，除另有规定外，系指供试品连续两次干燥或炽灼后称重的差异在0.3 mg以下的重量；干燥至恒重的第二次及以后各次称重均应在规定条件下继续干燥1小时后进行；炽灼至恒重的第二次称重应在继续炽灼30分钟后进行。

(3)试验中规定"按干燥品(或无水物，或无溶剂)计算"时，除另有规定外，应取未经干燥(或未去水，或未去溶剂)的供试品进行试验，并将计算中的取用量按检查项下测得的干燥失重(或水分，或溶剂)扣除。

(4)试验中的"空白试验",系指在不加供试品或以等量溶剂替代供试液的情况下,按同法操作所得的结果;含量测定中的"并将滴定的结果用空白试验校正",系指按供试品所耗滴定液的量(mL)与空白试验中所耗滴定液的量(mL)之差进行计算。

(5)试验时的温度,未注明者,系指在室温下进行;温度高低对试验结果有显著影响者,除另有规定外,应以 25 ℃±2 ℃为准。

试药、试液、指示剂

三十二、试验用的试药,除另有规定外,均应根据通则试药项下的规定,选用不同等级并符合国家标准或国务院有关行政主管部门规定的试剂标准。试液、缓冲液、指示剂与指示液、滴定液等,均应符合通则的规定或按照通则的规定制备。

三十三、试验用水,除另有规定外,均系指纯化水。酸碱度检查所用的水。均系指新沸并放冷至室温的水。

三十四、酸碱性试验时,如未指明用何种指示剂,均系指石蕊试纸。

动物试验

三十五、动物试验所使用的动物应为健康动物,其管理应按国务院有关行政主管部门颁布的规定执行。

动物品系、年龄、性别、体重等应符合药品检定要求。

随着药品纯度的提高,凡是有准确的化学和物理方法或细胞学方法能取代动物试验进行药品质量检测的,应尽量采用,以减少动物试验。

说明书、包装、标签

三十六、药品说明书应符合《中华人民共和国药品管理法》及国务院药品监督管理部门对说明书的规定。

三十七、直接接触药品的包装材料和容器应符合国务院药品监督管理部门的有关规定,均应无毒、洁净,与内容药品应不发生化学反应,并不得影响内容药品的质量。

三十八、药品标签应符合《中华人民共和国药品管理法》及国务院药品监督管理部门对包装标签的规定,不同包装标签其内容应根据上述规定印制,并应尽可能多地包含药品信息。

三十九、麻醉药品、精神药品、医疗用毒性药品、放射性药品、外用药品和非处方药品的说明书和包装标签,必须印有规定的标识。

参考文献

[1] 方亮.药剂学[M].9版.北京:人民卫生出版社,2023.
[2] 韩丽.药剂学实验[M].北京:中国医药科技出版社,2020.
[3] 李范珠,狄留庆.中药药剂学[M].3版.北京:人民卫生出版社,2021.
[4] 杨明.中药药剂学[M].5版.北京:中国中医药出版社,2021.
[5] 国家药典委员会.2020年版中国药典[M].北京:中国医药科技出版社,2020.